陈乃菁——著

学会照顾

让父母的
晚年更幸福

S∃PM 南方传媒 | 广东经济出版社

· 广州 ·

本书通过四川一览文化传播广告有限公司代理，经宝瓶文化事业有限公司授权出版中文简体字版本。

图书在版编目（CIP）数据

学会照顾，让父母的晚年更幸福 / 陈乃菁著. —广州：广东经济出版社，2023.4

ISBN 978-7-5454-8718-3

Ⅰ．①学⋯ Ⅱ．①陈⋯ Ⅲ．①老年人—家庭—护理 Ⅳ．①R473.2

中国国家版本馆CIP数据核字（2023）第033100号

版权登记号：19-2023-025

责任编辑：赵　娜
责任技编：陆俊帆
责任校对：张钰晴

学会照顾，让父母的晚年更幸福
XUEHUI ZHAOGU，RANG FUMU DE WANNIAN GENG XINFU

出 版 人：李　鹏
出版发行：广东经济出版社（广州市水荫路11号11～12楼）
印　　刷：广东鹏腾宇文化创新有限公司
　　　　　（珠海市高新区唐家湾镇科技九路88号10栋）

开　　本：720mm×1020mm　1/16　　　印　　张：15.25
版　　次：2023年4月第1版　　　　　　印　　次：2023年4月第1次
书　　号：ISBN 978-7-5454-8718-3　　字　　数：169千字
定　　价：58.00元

发行电话：（020）87393830
广东经济出版社常年法律顾问：胡志海律师
如发现印装质量问题，请与本社联系，本社负责调换。

序
Preface

▼

尊重和相信，
会帮助我们找到答案

很多人问我："医师就该治病，怎么会对照顾产生兴趣呢？"如果我没有走入社区，只是待在医院病房、诊间，把自己关在白色象牙塔之中，遵循着各种疾病标准治疗指引，从使用多少药物作为起始剂量，到随着治疗效果不佳逐渐增加剂量直至最高，我应该是治病的医师吧！但是，我走入很多病人的家里，发现原来标准治疗指引只是把这次疾病治好了，病人还是会不停地住院，因为家属没有找到照顾好他的方式。于是，我开始对每个家庭的互动及照顾方式产生兴趣，在深入探究家庭照顾模式之后，发现原来照顾这么难，这主要是因为每个家庭过去的教育、互动、经历完全不同。

面对疾病，我们可以去网络上搜索、寻找标准的照顾方式，比如关于防治高血压，可以减重、饮食少盐及多运动。可是，在执行照顾上，却不是说这样做就能这样做的。儿女有他们的想法和做法，父母也有自己的想法和做法，虽然儿女是为了父母好，父母也是为了自己或儿女好，但还是会产生冲突，甚至还会增加彼此藏在心中难言的伤。

举个例子来说，生病的父亲常年在商场上叱咤风云，他以谨慎的态度在生意场上打拼，用商场上赚来的钱养育儿女，很自然地，儿女们自小就从父亲身上学习到了金钱的使用方式。如今父亲因为年纪大而出现身体退化的状况，他的儿女们刚开始也挺孝顺的，都愿意好好照顾他，只是在不知不觉中，随着照顾天数的增加，父亲想要吃什么或买什么，都变成让儿女们买给他。

他的孩子向我抱怨道："我的爸爸好难搞，整天就只想着用各种方式从我这里要钱。我们都怕他乱花钱。"

这位父亲不服气地回应道："我从年轻时候开始一直赚钱养育你们、栽培你们，从来没有为自己乱花一分钱。就算我现在乱花钱，又怎么样呢？"

他的孩子说："爸爸，我会把你的钱管好，好好照顾你。请你从现在起，都要听我的。"

这样的纷争，我早已看习惯了。在他们之前，也有不少亲子间爆发类似的口角。

我忍不住劝他的孩子："看来你爸爸年轻时对钱的掌控习惯，完全传承给你们了。只是现在的你们，用他传授的道理来控制他，让他感到很痛苦。"

我希望他们能听懂，造成老人家不舒服的关键是孩子们要紧紧把钱掌控在自己手中的这一生活方式。只是年轻时的他，应该怎么也没想到，孩子们从他身上学到的这样的生活方式有一天会让自己受苦吧。

其实，在我们的社会中，以这样的心态来照顾家长的人是很常见的。我相信子女们照顾父母多是基于关爱的，但一不小心就容易出现偏差，不知不觉就变成了"爱"少一点，但"关"多一点。

子女们会不自觉地把年老病衰的父母看成没有自主能力的孩子，如对待太上皇般对待他们，家中的大小事都不传入他们的耳朵，殊不知"不让老人家因知道而操心"的善意，可能变成"不想让老人家烦恼，所以什么都不告诉他"的控制欲。这反倒造成家中长辈只能被动地接受子女们为他做的决定，没办法参与事前的讨论过程，更无法通过讨论来表达自己的喜恶和心意。

我常提醒子女们，这样的照顾方式并不是好的照顾方式。子女和父母之间，即使父母因为病痛上身，在生活上需要仰赖子女的协助，但他们依然是独立的个体，仍然有表达自己想法的需求。因此，照顾者和被照顾者间、子女和父母间，需要彼此尊重，共同营造一个能好好讨论彼此想法的空间。在讨论时，也要理解对方的难处，保持开放的心态，让讨论不要陷入非此即彼的僵局，也不要落入惯性思考的误区，认为"你都不懂，听我的就对了"。一旦失去对彼此的尊重与包容，就容易让讨论变成亲子间的情绪冲突，反而无法看见真正的问题了。

对于我们的上一代来说，他们在养儿育女时，多侧重于赚钱养家。那个年代少有人谈亲子教养的理念，因此许多父母是以"我说，你听"的方式养大孩子的。现在换我们当父母了，生活上绰有余裕，能花更多的心思去思考如何与孩子们互动，毕竟亲子间的互动模式，将影响我们晚年时从孩子们那边接收到的照顾模式。可是许多年轻父母对此还少有警觉，很多时候，会不由自主地复制上一代养育子女的方式。

于是，许多家庭会落入世代间的相同循环，父母控制着孩子自小起的一举一动：何时起床，何时上补习班，甚至交友方式等，莫不巨细无遗。这样的方式会在不自觉中传承给孩子们，让他们将来有一天自动地将父母的生活作息表握在手上，从饮食方式到睡眠时间，从运动频率到金钱用度，事无巨细地照顾父母，形成一种本质是出于爱，但终究相互怨责的照顾模式。

因此，我总希望大家能体谅每个人对生活方式、金钱管理，甚至面对死亡等人生大小事都有各自的想法。我们应该勇于表达自己的想法，也应该尊重别人的自主权，父母和子女都要记得，没有人能代替另一个人生活。当大家都能尽力做到相互了解和尊重时，父母与子女间的冲突与伤害就能减少，从而增加更多爱护与感激。

如果有一句一定要提醒子女的话，那我想说："让我们开始将'尊重'两个字放回亲子关系之中吧！"若年轻父母在照顾年幼孩子时能做到如此，日后，当成年的儿女照顾高龄的父母时，就能记起当初自己经历过的被照顾的过程，并且更愿意带着相同的态度长期照顾父母。

就如电影《爱，无尽》中让我一直深为羡慕的情节：故事中的夫妻步入老年，老太太确诊失智，老先生决定自己盖一间房子让妻子居住。他们的儿女们先是劝说，但知道老父亲心意已决后，便放手让他去做。用默默协助与支持的方式，帮助老父亲以自己的方式来陪伴失智的母亲。

　　这部影片让我了解了孩子对父母的爱有许多表现方式，其中最难的一种，或许是放手，让他们在晚年以他们自己想要的方式生活。正如影片中所表现的，老先生或许会在建造房屋的过程中受伤，但这是他思考良久后决心要做的事。相比之下，每个人的生命都有结束的一天，但在终点到来前，每个人都有想要实现的梦想，不管是大到建造房屋或环游世界，还是小到每天吃点"垃圾食品"的小确幸，只要感觉自己过着自己想要的生活、能做自己想要做的事情，那就是生命力的来源了。

　　希望儿女们在照顾父母的同时，能提醒自己，别让照顾成为爱的枷锁，因为父母的年龄，不该成为限制他们自主与梦想的理由。

　　本书的完成，我想谢谢每个愿意跟我分享除了疾病之外的生活甘苦的病人及其家属，高雄长庚医院神经内科的医师、护理师、居家护理师，还有高雄市失智共同照护中心的各位伙伴。当然还有很多很多人，谢谢我最亲爱的妈妈，还有我的先生及可爱的儿子、女儿们。最后，谢谢一直鼓励我的纯玲，提供简短又有支持性的话语，"好喔！感谢啊！很棒喔！"然后，我就一直继续努力写着关于照顾的故事，直到出版。希望大家可以在书中找到自己跟父母的最佳互动模式。

目　录
Contents

盲点

老爷爷包了尿布，却再也走不出家门

▲

长辈晚年的照顾问题不只药物，
更需了解个性与心态

我的许多患有帕金森综合征的病人都有身体僵硬的状况，通常家属会理解为该疾病导致患者身体发生了变化。但大家照顾病人久了会忘记，除此之外，还有许多因素可能会导致患者身体僵硬。举黄伯伯的例子来说明，他是为了寻求第二医疗意见而来我诊间的患者。

✿ 黄伯伯尿床后，全身变得很僵硬

黄伯伯头一回来医院，是由他的两个儿子和一个女儿陪同的，他们说："爸爸确诊帕金森综合征已经3年了，这期间配合服用医生开的药，的确有一定的效果，可是有时候他的身体还是会突然就僵硬起来，好像怎么吃药都没办法改善。"

儿女们频频叹气道："爸爸身体一僵硬，就什么事都没办法做了。"

我查看黄伯伯的用药状况，发现到目前为止，医师开给他的药都还算轻微用药，这也代表病情还没到严重的地步。

于是，我问家属们："你们的父亲顶多只是动作变缓慢了，应该还不到不吃药就不能动的地步吧？"

家属们立刻表示反对，还纷纷给我举例："那天爸爸尿裤子了，需要换裤子，但他整个人突然像冻结了一样，僵硬得不得了。""他晚上尿床了，也会整个人躺在床上，变得很僵硬。""我们在厕所帮他处理大小便的时候，他也会变得很僵硬，连移动一下都很困难。"

听来听去，我都没听到僵硬的发生和"时间"有关，反而是和"状况"比较有关联，于是忍不住问："那么，等你们帮爸爸清洁完后，他的身体是不是又变柔软了？"

家属们想一想，说："好像是这样。"

儿女们七嘴八舌地讨论老父亲尿失禁的状况，热烈到没人留意安静坐在一旁的黄伯伯。

✳ 黄伯伯僵硬的原因，令人心疼

我转头见他面无表情地坐着，似乎对这一切视而不见、听而不闻，于是我问他："伯伯，你觉得自己身体怎么样？可以站起来走几步吗？"

黄伯伯一语不发地慢慢站起来，在诊间小小地走了一圈，虽然是"小碎步"式的走动，但在我看来，还算是能在不需要人搀扶的情况下顺畅地走动。

等他坐下后，我继续问："伯伯，他们说的你身体变得很僵硬的状况，你能感觉到吗？"

黄伯伯看着我，一句话都不说。

我问："伯伯，你因为尿裤子了，必须被别人换裤子或是擦屁股，那时候是不是会害羞？是不是因为害羞到不知道该怎么办，所以身体才会僵硬？"

这下黄伯伯开口了，他小声地说："我很紧张。"

❋ 包尿布，给长辈带来巨大的内心伤害

此时，我明白了其中的缘由，看来黄伯伯不擅于跟家人沟通，那就只好由我来开口。我向黄伯伯的儿女们招招手，请他们听我讲故事。

几年前，我因为做居家医疗服务而认识了一位老爷爷，他以开商店为生，店面后方就是他自己的房间，生活算是方便。可是后来他中风了，中风后的他，还能自己行走，只是速度变得很慢，常常来不及走到厕所就尿出来，于是家人就给他包上了尿布。

老爷爷乖乖地包上尿布，但自此以后，他不再走出房间，也不再往前方的店面去了。日子久了，他的话和表情变得愈来愈少，身体和心理的反应都变慢了。

我想他的家属刚开始一定也以为老爷爷身体和精神的退化是中风的后遗症，但当我在做居家医疗服务的过程中，亲自到访老爷爷家，发现原来店面正后方就是他的房间时，那当下，我惊觉包尿布这件事情给这位一家之主带来的内心伤害有多大。他一句话都不说，只是再也不想离开房间了。

我相信他的家属当初为他穿上尿布是出于好意，心想不过是包上尿布，只要外面再套件裤子，就没人知道，一样可以走到店面，照旧生活。

可是，我们都不是当事人，我们不知道老爷爷心中的感受。于是在不经意间，即使亲如家人，都忘记了善意的举动也可能带来伤害。只是这种伤害是无形的，患者自己可能也不知道如何说出口。老爷爷从没正面表达过他对包尿布这件事情的介意程度，但既然我从事居家医疗服务工作，无论如何，我总是想让患者尝试脱离尿布。

于是，我协调医护人员和家属开始帮老爷爷做训练，先是用复健裤取代尿布，接下来是训练他自主地每小时去上一次厕所，然后是日间不再使用复健裤，靠频繁跑厕所来解决问题，只有在夜间睡觉时才穿复健裤。

做到这个地步后，老爷爷终于愿意再次走到他房间前头的店面。他开始东看西看，不时跟来店里的老客人、老邻居聊天。他的话变多了，脸上的笑容也回来了。

✳ 老父亲的尴尬和心理打击

故事说到这里，我抬头看看黄伯伯的三位儿女，他们正若有所思。

我进一步问："大家大概都有过在众人面前演讲的经历吧？还记得第一次上台时，有没有觉得自己手脚僵硬，就像一个机器人呢？所以我们的感觉会影响我们身体的表现。当然，老人家也是这样的。"

我没直接说出口，但在那时大家应该都已经体会到：虽然需要儿女们的照顾，可是对当事人来说，他还是一个父亲。当了父亲这个角色一辈子的人，现在要被脱衣脱裤、清洁身体，在尊严和权威上已经有所损失，更不要说还控制不住自身，尿在地上或床上。家人们在帮忙换尿布或床单的过程中，需要他动动脚，或抬高屁股。家人们可能只是急着将现场处理好，但对老父亲来说，这其中的尴尬和心理打击，不是简单的几句话就可以轻松带过的。

而后，黄伯伯的儿女们马上你一言我一语地对老父亲说："爸爸，你别怕，我们都没有嫌弃你的！"

看到这一幕，我真是又感动又好笑，其实这几位都是孝顺的儿女，他们在亲手照顾的过程中，有没有嫌弃之心，老父亲自己又怎么会不知道呢？只是尴尬就是尴尬，这是本能的反应。

🍁 年纪大的人，应该要每小时主动上一次厕所

于是，我再次把家属们的注意力转移回来，"太棒了！到这里，我们算是达成初步的共识，接下来要做的第二步，就是我们来想办法帮助你们的父亲，让他不会尿床或尿裤子。"

我们先讨论避免尿裤子这件事。我向黄伯伯说明，其实每个人的膀胱有一定的容量，当人年老了，膀胱内可以蓄积的空间减小是正常现象，所以年纪大了的人应该要每小时主动上一次厕所，就算没有尿意，也应该尝试着上一下厕所，这样可以减少因来不及赶到厕所而尿裤子状况的发生。

我问："黄伯伯，你愿意每小时去一次厕所吗？"

他的孩子们比他还急着回答："我们每次叫他去上厕所，他都说还没有尿意，就不想去厕所了。"

我对家属们摇摇头，说："请让伯伯自己说。"

被好几双眼睛盯着的黄伯伯慢慢开口："即使还不想尿，也要去厕所，对吗？"

我点点头答道："是的，我家小孩念小学三年级，正是好玩的年纪，好几次都因为玩得太疯而忘记去上厕所，导致后来在冲往厕所的半路上就尿出来了，所以忍不住尿出来与年龄无关，老人、小孩都一样。隔一段时间就要主动去一下厕所。"

听我这么说，黄伯伯才终于点头说："好，那就试试看。"

✿ 半夜换一次尿布

接着是夜间睡觉尿床的问题，家属们说："其实睡觉都有包尿布，可是一整夜的尿量很多，尿布吸收不了，还是会流到床上。"

我问："那么半夜换一次尿布应该就解决了，为什么要等到尿多到溢出来呢？"

听我这样问，家属们露出恍然大悟的神情说："对啊！我们怎么都没有想到？"

我说："我们照顾小婴儿的时候，也会半夜起床，通过看尿布上显示的颜色对应的尿量多少来判断尿布是不是该换了，对吧？既然照顾孩子会这样做，那么，照顾老人应该也是可以这样做的。再说，对我们成年人来说，本来就有半夜要起来去上一次厕所的习惯，那就刚好在起床上厕所时去观察一下老人家的状况，趁机换一下尿布，就可以大大降低尿床的概率了。"

那天，黄伯伯一家开开心心地回去了。子女们脸上少了担心，且多了一种想要努力给老人更好的照顾的决心。

※ ※ ※

我相信这是一个有心也有爱的家庭，一定能让黄伯伯得到更妥善的照顾，而这也是长期照顾里面最珍贵的精神。

其实在我看来，关于照顾长辈的晚年，医疗和药物只能算是其中的小角色，更关键的因素，还是照顾者的心态和照顾知识。

只要我们能将心比心地去理解被照顾的长辈，根据他的个性，去应对照顾上的问题，更进一步采用合适的方法，做出生活上的调整与改变，那么，对老人家、家属和医疗单位来说，就能达到一举数得、多方获利的好结果。

※ ※ ※

医生的交代
长辈使用药物时，重要的注意事项

❶ 吃药就是希望改善某种症状的，所以，我们要了解吃药的目的。如果吃药是希望改善抖动的症状，那么，我们就要认真观察长辈吃药前抖动的状况，吃了药后，观察他的抖动是否有改

善，吃药多久以后会改善，以及多久以后药效就没有了。

❷ 随着病情的加深，就可能会需要增加药物剂量。举例来说，愈来愈胖又喜欢吃得很咸的人，如果不改善饮食，血压药当然会从1颗变成2颗、3颗……而如果减重、改变饮食习惯，可能就不用吃血压药了。所以，随着年纪变大、身体各方面机能及饮食习惯的改变，药物的剂量也需要进行调整。

❸ 药物也有副作用。每个药袋上都写了很多副作用，但是写出来的副作用不一定会发生。医师不是神，没办法知道你的体质如何以及可能产生的副作用，所以需要长辈自己或家人注意，例如在吃药后是否产生食欲不振、头痛、头晕、皮肤起疹子、拉肚子等副作用。如果没有任何因失眠、感冒引起的不舒服，只是一吃药后就有明显的某种不舒服，那么就要赶快记录下来，并询问医师。

❹ 另外要提醒的是，不要觉得是因为药物身体状况才变坏的，有时候是因为病情的加深。

2

盲点

怕王伯伯危险，看护把他绑在床上

照护不只是吃和睡，每个家庭都要
摸索出改善之道

躺在床上的住院患者是年长的王伯伯。王伯伯的子女忙于工作，无法分身照顾他，所以每次我查房查到王伯伯床边时，见到的除了他，就是一个年纪轻轻的外籍看护阿尼。

我头一回来看望王伯伯时，他处于四肢都被绑在床上的状态。那时，我一踏进病房，另一个身影几乎同时跟着进入，我一看，是手上拿着刚买好的早餐的外籍看护。

我问："一定要把他的手脚都绑在床上吗？"

外籍看护用不太流利的中文回答："因为我要去买早餐，病人不能去商店，所以只好将他绑在床上。我怕他有危险。"

❋ 从头慢慢问看护

怕外籍看护听不太懂中文，我把想问的问题拆成好几个，从头慢慢问起："王伯伯为什么住院呢？"

阿尼说："阿伯都不睡觉，脾气很坏。"

我问："阿伯为什么不睡觉？那他白天有没有睡觉？平常活动做什么呢？"

阿尼说："我白天就跟他去路边走走。累了，就让他回家休息。"

听到有出去走路，表示王伯伯多少是有在活动的，这是好现象，但运动量是多少呢？

于是，我追问下去："走路走多久？会不会跟别人聊天？"

阿尼没有回答，反倒问我："医生，你要不要跟老板说话？老板要跟你讲电话。"

我同意了，于是阿尼很快帮我接通了家属的电话。

✳ 帮王伯伯解开绑住手脚的约束带

通过与家属电话交流，我才知道原来王伯伯的女儿住在台湾北部，只有在住院和出院这两个比较重大的关键时刻，才会特地跑一趟南部来协助办理手续。

无可奈何，我只好直白地问清楚她的需求："王小姐，你也知道你父亲是失智症患者，现在病情发展到这样，你希望这次住院，医院这端提供什么程度的照顾呢？"

电话中，王小姐这样回答："阿尼的护理水平值得信赖。我爸爸跟她住，只要我爸爸乖乖听话，阿尼能让我爸吃得下，生活得很安全就很好。"

王小姐想了想，又向我强调了一个重点，"晚上要睡得着，很重要！"

我一边与家属通话，一边看着王伯伯奋力地左踢右打，想挣脱绑住他手脚的约束带，于是我赶紧帮他把带子都解开。

王伯伯手脚是自由了，但看得出来他因为被约束在床上这件事，气到连话都不想讲，拒绝回答我任何问题。

✳ 家属只要王伯伯"乖乖的"

于是，我在电话中和王小姐讨论使用约束带的问题："王小姐，你希望你爸爸乖乖的，可是乖不乖和睡不睡觉不见得是直接相关的。说起来，很多状况都会导致他睡不着。再说，你要老人家安静、不反抗地接受照顾，虽然是可以搭配药物来辅助实现的，但是，这样用药会造成老人家的身体退化加快。"

王小姐的回答很坦白："陈医生，我真的不怕他身体退化。我真的只要他被照顾好就好了！"

看着眼前被气得谁都不搭理的老人家，我忍不住说道："王小姐，听起来你在乎的关键点是只要外籍看护不抱怨，外籍看护觉得爸爸好照顾就好了，对吗？"

王小姐说："阿尼很辛苦。我希望爸爸不要生气，愿意晚上好好睡觉，让阿尼晚上可以好好休息。"

即使是通过电话，我都能感受到她语气中的无奈，所以我也不忍苛求，只能叹口气后，再次努力地劝导她："王小姐，我了解你很依赖阿尼来照顾爸爸，阿尼可以说是你唯一的依靠了，但是除了做到让爸爸吃和睡，你爸爸的喜好等其他生活安排，该怎么办？"

王小姐还是简短地重复道："我想要我爸爸活着。有人照顾他活着，他能有饭吃、安全，这样就好。"

话说到这个地步，我也看懂这个家庭的状况了。

✿　王伯伯需要的，是有正确的照顾知识和态度的外籍看护

王小姐是家中主要担负照顾老父亲责任的人，可是她与父亲分居南北两地，在台湾南部老家居住的父亲只能依靠外籍看护来照顾。从背后的家庭状况分析，这一定有许多不得已的缘由。

王小姐的处理方式其实忽略了王伯伯是位失智症患者，身旁需要有懂得耐心观察和理解他想表达的意思的人，所以身处远方的王小姐，虽然可以通过视频电话，远程指导外籍看护照顾父亲，但她并不了解如何照顾好一位失智症患者，而这绝对不只是让老人家吃好饭和睡好觉就够了的。

我想王伯伯真正需要的，是跟着一起生活的外籍看护阿尼获得正确的照顾知识和态度。

✿　从了解王伯伯的每日生活状况开始

可是来到医院的是王伯伯，他是我的病人，也是我关心的重点对象。于是，讲完电话后，我就拉着阿尼一起坐下来聊聊。我请阿尼先说一下王伯伯的每日生活状况。

通过阿尼努力的语言描述，以及比手划脚，我大致明白了。王伯伯过去其实是会出门到巷口或庙里找人聊天的，可是慢慢地，他不出门了。有时候白天会长时间睡觉、不起床，还有时候

是两天不睡之后，一睡就是一整天，几乎很难找到睡觉的规律。

老少两人长时间处于无话可说的状态。阿尼虽关心老人家，但也真的不知道可以做什么，所以把照顾的重心放在为他清洁身体、准备三餐上，再就是注意看着他走路，避免他跌倒。

✹ 白天，让外籍看护带王伯伯与老友聊天

我问阿尼："如果你白天都在睡觉，到了晚上，还会想睡觉吗？"

阿尼摇摇头。

这下，阿尼也懂了要让自己晚上能睡，就要先让老人家晚上也会想睡觉，所以想办法避免王伯伯白天一直躺着睡觉就变得相当重要。

可是，要怎么做呢？阿尼露出茫然又没自信的表情。

于是，我带着阿尼讨论，一起想办法。例如，白天阿尼可以主动带王伯伯去巷口或庙里，也可以去邻近地区老人多的地方，多去两三次，让王伯伯遇见老朋友。这些过去与王伯伯有交情的人可以和他聊天，回顾一下过去。

若找老朋友不容易，那么一起到公园、菜市场或大卖场走走逛逛也是好主意，总比阿尼硬是把大门反锁，让王伯伯自己在家，还要一边挂心老人家的安全，一边匆忙买菜、购物，要好多了。

✽ 失智症患者不会没事暴怒，他生气或许是因为有委屈或害怕等情绪

　　花了好多时间讨论如何避免老人家晚上不睡觉后，我们接着讨论王伯伯常生气这件事。

　　我问阿尼："阿尼，你喜欢生气吗？"

　　阿尼立刻回答："没事的话，我为何要生气呢？"

　　我点点头说道："对，所以一个人生气了，就代表一定有什么事让他生气了。"

　　我请阿尼往后若见到王伯伯生气了，要先注意观察，是不是王伯伯被勉强去做他不想做的事情，甚至他感觉自己被逼着一定要去做他不想做的事情了。

　　例如，王伯伯是不是被强迫去吃他不想吃的东西；是不是他还不想睡，却被要求去睡觉；或者他想出门，却被阻止；等等。如果是这样，那么，只要我们不强迫他去做他不想做的事情，他就不会生气了。

　　王伯伯是失智症患者，但即使失智了，也不代表会没事就暴怒。失智症患者和普通人一样，都是因为感觉到委屈了，才会想哭或生气。只是有时候，身为照顾者的我们，并不了解触发他们情绪的原因。

　　我这样问阿尼："你有小孩吗？"

　　阿尼点点头。

　　我说："你照顾过小宝宝，有没有发现小宝宝会因为想吃东

西但吃不到，或者屁股湿了但没有人注意到该换尿布了，感觉不舒服而大哭？现在王伯伯也是这样的，所以我们应该要注意他没办法说出来的需求。其实有时候我们很心急，一不小心讲话的声音就变大，可是王伯伯听不懂，只会觉得我们说话大声是在对他生气，他会感觉到有危险，忍不住害怕，但又不知道该怎么办，所以他才会发脾气。这时候的王伯伯是为了保护自己，脾气才不好的。"

就这样，我们陆陆续续讨论了许多。到了出院的前一天，阿尼学会了调整药物剂量，也学到许多照顾失智症患者的方法。

我看着阿尼和王伯伯一起走出病房的身影，衷心期望互相为伴的两人在回家后，会有更好的相处方式。

※　　※　　※

细想这个家庭的状况，王小姐因工作必须远居台湾北部，但她也为老人家聘雇了外籍看护，并申请居家医疗服务。我曾以居家医疗服务的方式到王伯伯家中看望过，发现屋内环境干净、整洁，没有异味，还有邻居会不定时来探望，以及协助处理一些阿尼没办法处理的事情。

所以我虽然对王小姐不把父亲放在身旁就近照料的行为感到疑惑，但我也理解她的确也算尽心尽力了。

我接触过太多家属，都不如她这样愿意接电话和医师讨论、承担医疗与照护费用的。只是照顾失智症患者，毕竟不是只要花钱和关心他们的吃、睡就可以了，我们需要让真正承担每一天贴身照顾责任的人懂得照顾的方法。

每个家庭都有自己的困难要应对。照顾没有标准答案，但若大家都可以再多做一点，一定可以让状况有所改善，这才是对患者好，对看护人员好，更是改善家庭整体相处状况和维系家人感情的方法。

后来，我又去了王伯伯家，为他调整和开立药物。我观察到阿尼与王伯伯的互动及居家状况，家中虽不是美轮美奂的，但也是干净、整齐的，更没有再一直用约束带绑着王伯伯的手。

只是，王伯伯家附近实在没有邻近的庙宇或是邻里长办公室等能让他聊天的地方。我忍不住想，之前他们散步要走多远呢？现在，王伯伯坐在椅子上，看着女儿从台湾北部寄来的猪哥亮的光盘片，偶尔也会笑出声。我想，王伯伯的女儿与阿尼，也算是努力地找到了对王伯伯的照顾之道。

医生的交代
如何协助看护人员照顾长辈

❶　雇主（付钱的老板）对待长辈的态度，就是看护照护长辈的核心态度。当我们重视、耐心对待我们的父母，时不时会在父母身边嘘寒问暖时，看护也会拿出一样的态度来对待我们的父母。

❷　看护对于长辈的认知及照顾方式完全来自我们。因此，我们要教他们如何量血压，如何安全地移位、洗澡等。我们要亲自确认每一个细节，只有这样才能确保我们与看护人员的认知相

同，才能安心地把长辈交给他们照顾。

❸ 当你真的很忙碌，并且家中只有老父亲或老母亲与看护两人同住时，可以选择装设监视器，以不定时地监测家中是否有异常状况。

盲点

她对爸爸怒吼："如果你都不吃药，
那干脆去死好了！"

"我以为你懂"反而带来误解，
沟通才是重点

医院是我每日的工作场所，对于医院我早已习以为常，但我明白，没有人会喜欢来医院，特别是需要照顾患者的家属们，他们既要忙于工作和家务，还要耐着性子照顾患者，大家难免会有心情起伏、情绪爆发的时候。

那天，我踏入陈伯伯的病房，就见他坐在床上，表情颓丧、低头不语，身旁站着的是他的女儿陈小姐。

陈小姐大声怒吼："如果你都不吃药，那干脆去死好了！你这样不是在找我麻烦吗？你看病和买药的钱都是我付的，结果我回家就看到一大堆药被放到过期！你连吃都不吃，只会一直打电话跟我说身体不舒服。我一听就赶快送你来医院。你不知道住院要花钱，请看护来照顾你也要花钱吗？你以为我很有钱吗？！"

陈伯伯倔强地回话："那我去跳楼好了，反正活着也没意思。"

陈小姐马上大吼："那还不快去跳？"

父女俩吵得不可开交，连我进来都没发现，直到我走到床角，他们才惊觉这一切都被我看在眼里。

❋ "我看他干脆去死好了！"

陈小姐有点尴尬地开口："医师，你来看我爸爸？"我先安抚他们说："你爸爸目前状况还好，不需要太担心。"

其实，我也对这样的场面感到惊讶，因为前几天来时只见到陈伯伯与看护在场，大家沟通起来都很平和，所以我没预料到第一次见家属时见到的是父女俩争吵的火爆场面。

我担心地问："一切都还好吗？"

陈小姐深吸了一口气，马上把心中的不满全倒出来："陈医师，你听我说，我是一个可怜的人。我先生4年前得了癌症，都是我亲自照顾的。那一段时间，我们只求我和他双方的父母把自己照顾好，不要再给我们增加负担就好。我根本没期望过父母能给我精神上甚至经济上的支持，可以说，是我自己撑过了照顾我先生的那几年。

后来我先生过世了，这样的结果当然让我很难过，可是坦白来讲，从某种程度上说，我庆幸自己终于解脱了，终于不用到医院照顾他了。我先生过世后，原以为我一个人只需要照顾我自己的一个孩子，但没想到，我还要照顾我弟的两个孩子，这样也就算了，更没想到的是那时候，我爸也开始生病了。"

陈小姐愈说愈气："我一个单亲妈妈要养自己的孩子，虽然不容易但也过得去，而我弟弟家只会生小孩，却没有养小孩的能力，所以我还要负担他两个小孩上课和吃饭的费用。我很会赚钱吗？当然不是！坦白跟你说，我是'月光族'，一个人做两份工作，还要抽时间兼职，可是这样拼命赚到的钱，根本存不下来，每个月都花得一毛不剩。"

"我不是要抱怨工作辛苦，其实我觉得只要我的付出有意义，也能让家人知道珍惜，那所有的辛苦都值得了。可是，陈医师，你看我爸，他在我最辛苦的时候没有帮助过我。现在我工作累得半死，还要努力照顾他，他竟然放着一堆药不吃直到过期！他每次住院，都是我陪他看病、吃药、打针，请看护来照顾他。之前他发生脚栓塞，我花了二十几万①给他治病，他终于被治好了并且可以出院了。医生开了预防脚栓塞的药，让他带回家吃，结果我回家一看，他竟然都没吃！"

陈小姐气得口不择言："如果他再发生一次脚栓塞，我看他干脆去死好了！"

一口气说了这么多，陈小姐满面怒火，频频深呼吸。

此时，我听见低着头的陈伯伯小声地说了一句："我活得很累。"

❋ 一语道破家属的心事

但火气正旺的陈小姐没听见，她继续滔滔不绝地说："我手机从来不关机，声音总是开到最大，就是怕他有紧急状况打电话过来时，我没听到。因为总是怕没接到，所以我常睡不好。再说，每次接到他打电话来说身体不舒服，第一个赶去处理的人，还能有谁？每次都是我啊！"

看着陈小姐的表情，我陡然领悟到她想表达的重点。

我说："陈小姐，我发现你很爱你爸爸！你这么生气，其实是因为觉得自己这么爱他，可是他却没有好好爱自己，对吧？"

---

① 本书所提到的货币均指台币。——编者注

被我说破了心事，陈小姐一时之间有点不知所措，张嘴想要反驳，最终却深深叹气，说："我啊，真是倒了八辈子的霉，才会爱他！我这样努力，没日没夜地去满足全家人的需求，他却把我用辛苦钱买来的药放着不吃。你说，我能不生气吗？"

陈伯伯低声说："我以为不重要。"

这一句话让陈小姐再度提高声量："不重要？！我从来都不跟你诉说我的辛苦，每次都认真带你看病和领药。你一不舒服就打电话给我，要我带你看医生。结果，你说这些都不重要？！"

这下陈伯伯露出了后悔的表情，很认真地说："对不起。"

或许是没想到老父亲也会道歉，也可能是累积在心底的怒火都爆发出来了，陈小姐陡然间安静了下来。

好几分钟内，病房中一片寂静，父女两人都不知道该说什么，最终还是由我来打破僵局。

"其实啊，我觉得你们彼此都很在乎对方。陈伯伯，你想想啊，你女儿既努力赚钱，又担心漏接你的来电，付出这么多，这都是对你的关心，可是你不好好爱惜自己的身体，所以她才这么生气。"

陈伯伯沉默着，没回话。

倒是陈小姐用丧气的声音说："说真的，我累了。我也不是要我爸恢复得多好，只求他好好吃药，把该做的治疗做了，把该吃的药吃了。之后，若还有什么状况，那就要看个人的命运了。可是，他连药都不吃，光靠我拼命地带他看医生，花那么多钱住院和买药，又有什么用呢？我觉得自己好傻。"

陈伯伯头更低了，"对不起！以后我会乖乖吃药。"

✳ 检视陈伯伯的用药，让吃药不那么辛苦

我马上打圆场："看起来，陈伯伯是真的懂做女儿的对父亲身体的担心了，相信他以后一定会乖乖吃药的。我想陈伯伯不想吃药，可能也和药的分量很多有关。那么，我们可以来——检视，看看哪些是一定要吃的，哪些是可以停药不吃的，让吃药这件事变得不那么辛苦。陈伯伯，我们一起努力重拾健康，好吗？"

陈伯伯终于抬起头看我："好，我会配合，不让我女儿担心。真的很不好意思啊，麻烦大家了。"

※　※　※

那天，离开病房后的我，几度回想起这对父女。

其实，我觉得陈小姐的暴怒也不见得是坏事。在此之前，陈伯伯大概只觉得女儿整日忙到不见人影，要想见到她，就只有打电话说自己身体不好，所以他才会不太珍惜自己的身体。

陈小姐怕老父亲担心，所以她也从没让老父亲知道自己陪伴先生抗癌的过程，也没说过自己在先生去世后，要兼顾那么多工作，负担家中那么多花费。她以为老父亲会懂，可是很多时候，如果不把话说出来，别人就不会知道。

陈伯伯和陈小姐这样的争执，在现今社会里并不少见。

在许多家庭中，家人们都靠"我以为你会如何如何"来想象身旁亲人的反应和举动，包括以为大家会自然而然地感受到自己

的付出和牺牲。可是，人心隔肚皮，即使是深爱彼此的家人们，也不是光靠眼神就能沟通的！

　　希望我们都记得，即使亲如家人，彼此还是要把话清楚地说出来。最好每隔一段时间就找机会坐下来，谈谈内心的感受和情绪，说清楚对彼此的期待。若内心还有怒气，及早说出来，才能趁早处理它。

　　特别是当长辈衰老、生病，需要长期照顾的时候，我们更要坦诚相待。了解他们是因为药物太多，还是因为吃药会引起身体不舒服而不想吃，这些需要年轻人帮忙与医师沟通、讨论，又或者是关于长辈对如何走人生最后一段路有什么样的规划，大家都可以谈谈。

　　如此一来，我们才不会活在明明都是为了对方好，表现出来的却是互相伤害的误解当中。

※　　※　　※

医生的交代
爱不是只有一味付出，说出来也很重要

　　❶　我们省吃俭用地把钱存起来给孩子补习、出国读书，但如果我们不告诉孩子，孩子并不会知道我们的辛苦。

　　同样地，当爸妈生病时，我们跟公司请假来照顾他们。待回去上班时，需要把没完成的工作完成，甚至被主管责难，若我们不说，爸妈当然也不会知道。

　　❷　我们因为关心爸妈的健康，所以让医院用最好的药物、

做最好的治疗，再多的费用，也毫不犹豫地为之买单。如果我们不说自己是多么努力才存到钱来支付医疗费用，爸妈其实并不知道我们这么努力，我们无非就是希望他们可以把病治好，让身体更健康。

❸　孩子花时间、花钱帮助父母治疗疾病，当然希望父母也配合医生的治疗，但若此时，父母把医院开的药束之高阁，孩子心里当然会又急又气。

❹　千万不要以为父母会自然地懂得孩子的付出，因此子女对父母的付出，哪怕说得再详细都没关系。就像偶尔全家聚餐一样，子女也可以把对父母的付出，在某个团聚的时刻，娓娓道来。

盲点

4

"医生，请给我妈安眠药，不然我妈晚上

不睡，看护都要离职了。"

失智父母只需要行为乖、
好好睡就好？不能为了
"方便"照顾而忽略父母的需求

在台湾，安眠药和抗高血压药物的需求量很大，而对从医的我来说，在每天要开出的数量排在前三名的药物中，确实常有安眠药。大家会怀疑地问我，老人家不像年轻人，年轻人工作压力大，不吃安眠药睡不着，隔天无法上班，老人家为什么也需要安眠药呢？

起初，我对此也怀疑过，所以好几年前有老人家来门诊跟我说要吃安眠药，我都不会立刻开药，我会说："没有晚上非要睡不可的理由。真的睡不着，就起来散步、整理家务。重点是你白天不要睡，多走动，不要午睡太久。那么，晚上自然就会睡着了。"

后来，我的想法有些改变，主要是因为在从事居家医疗服务工作时听到了家属与病人的对话。

完全理解老伯伯使用安眠药的心情

老伯伯说："我的生命已经到了尽头，'回去'也没关系啦！晚上来颗安眠药吧。医生，你想想我的状况，晚上睡不好，吃点安眠药。如果能在睡梦中离开，也是幸福的！"

早年，这位伯伯孤身一人来到台湾闯荡，结婚、生子。目前4个孩子在美国，只剩1个在台湾，他太太也已经过世了。

他常说自己活到96岁，没有遗憾了。连他的女儿都说："医师，请满足我爸的愿望吧。"而我因为理解这种心情，也就同意了。

✳ 外籍看护要睡觉，只好让妈妈吃安眠药

可是，有时候我遇到的状况是这样的，"陈医师，我妈妈晚上再不睡觉，外籍看护就要走了，请让她安静地睡觉，好吗？"

我忍不住问家属："外籍看护要睡觉，就要给妈妈吃安眠药吗？难道不能尽量让妈妈白天不睡吗？这样，妈妈晚上就会睡了。"

我理解照顾者的困难。照顾者需要工作，很怕看护跑掉。要是没有看护来照顾这位长辈，照顾者就要向公司请假，甚至可能无法继续工作，所以让看护可以安心工作，反而成了最重要的事情。

但在我看来，失智症患者的睡眠状态确实因人而异，也有非常多的状况。

✳ 带长辈出门太累了，我们喜欢让长辈待在家里

带长辈出门是一件非常辛苦的事情。台湾多半时间天气炎热，带长辈出门除了会热之外，还需要家属有更多的耐心，因为长辈动作慢，有时候在路上会东摸摸、西摸摸。难怪家属不喜欢

带长辈出门去逛逛。家属喜欢让长辈待在家里面，只要让他吃饭、上厕所、睡觉以及看电视就好，又凉爽又轻松。

许多家属并不会担心爸妈在客厅看电视，不去床上睡觉，但我会提醒他们："老人家可不是在清醒地看电视，通常是看着看着就睡着了。"

养育过孩子的人都知道。整天在家看电视的孩子，到了晚上就会精力充沛，一点都不累，也不太想睡觉。如果让孩子去公园玩耍或是去游泳，甚至去旅行、爬山，晚上不用催他睡觉，他也会自动呼呼大睡。

这样的道理，放在长辈身上也同样适用。当长辈白天的活动量充足，走路走到腿很酸时，晚上躺下去很容易就睡着了，不需要药物。

另一种状况是失智症患者3天都不睡觉，可是一睡就是到两天后才醒来，这是疾病的缘故。

这时候，我依旧不喜欢开太多的药物，因为睡眠期不需要使用药物，而清醒期使用药物，会让药物的效果不明显。

有时候，家属期待失智症患者吃完药后就顺利入睡，但真实的状况是吃完药之后，失智症患者晚上依旧不睡觉，反而是撑到清晨太阳出来后才开始睡，但这样就是睡了一个白天。

看护只能用白天的时间做家务，但一做完家务，准备休息时，失智症患者就醒了，这让照顾者不得安宁。于是，家属又陷入希望可以有一颗安眠药，好让长辈马上睡去的困境。相同的困境，一再上演。

✳ 最令人揪心的提问是"你照顾父母的意义，是让他一直睡下去吗？"

我多半会问家属："请问你照顾父母的意义，在于让他一直睡下去，24小时，365天都不要醒来吗？"

这时，家属才会开始认真思考家人还有互动的需求。

所以，真实的状况是我们在忙的时候，就会希望孩子或吵闹的失智的长辈安静。但等到我们有空时，我们又希望能和失智的长辈正常地说说话，而这时的他们不是无精打采，就是只想睡觉。

✳ 找到长辈白天能做的活动，而不是让长辈待在家里

父母与孩子一样，都是人，有自身的生活规律。为了让他们有好的生活规律，我们应该要找到他们白天能做的、刺激度高的活动，让他们去做，而不是只让他们待在家里，只希望他们白天自己会醒着，然后晚上自动乖乖地睡觉。

但是，照护的困境常常不只发生在父母与子女之间，有时候，看护也会影响许多事情。

最近有一个病人的女儿在陪父亲就诊时，对我说："医师，那些关于情绪、脾气的药，通通不需要吃了。"

我研究了一下病历，这些药物大概服用一年了，药量是有逐渐减少的趋势。

我说："好！你爸爸最近很稳定。看来你们找到方法了，真好。"

女儿说："其实是我们终于有空陪伴父亲了，之前都是百分之百交代外籍看护照顾他。只要父亲有一点不顺着外籍看护的意思，不赶快入睡，或不赶快安静下来，外籍看护就会一直跟我们抱怨。我们只好罔顾父亲的真实表现，而一直跟您要求给他加药。"

"但最近，我们觉得应该多付出一些时间在父亲身上，而我也开始观察到，其实父亲的愤怒，有时候是由于不被重视。因为外籍看护也有自己的时间安排，在这方面，她无法顾及父亲的意愿。例如，你看我爸爸是不是整个人黑得发亮？"

我细细看一下，皮肤确实黑得发亮。

✿ 外籍看护与朋友聊天，父亲在烈日下暴晒

女儿说："因为我家看护一定要中午推父亲出去跟朋友聊天。父亲在太阳下晒着，看护在别处与朋友开心地聊天。然而，这个时间天气很热，而且正当中午，其实父亲可能也累了，所以父亲不开心。因为父亲不开心，所以外籍看护会说爸爸脾气不好、爱生气。可是，这整件事，父亲是无辜的。"

"另外，我也发现，父亲晚上需要服用安眠药，也是因为外籍看护希望父亲赶快睡着，睡得愈熟愈好。想到父亲前几年遭遇的这些，我觉得好难过。"

她说："安眠药应该也不需要这般服用的。可以一颗就好。"

她最后说："我们家人决定要跟外籍看护一起照顾父亲，而非把父亲全权交给外籍看护。"

※　※　※

我听着、想着这些故事。因为爱着这些老去的父母，希望他们不要因为药物而沉默不已，整日昏昏沉沉；希望他们还可以叫叫我们的名字，跟我们说说一天内发生的事情，甚至一起唱歌、聊天，或者不停地说着过往的历史，这些事情都使人与人之间可以亲密地交流。我们不该只期望父母安静、沉睡。

不论是我们来照顾，还是看护来照顾，我们都可以花一点点时间注意一下我们的父母。

药物应该是让长辈更舒适，而非让看护更舒适。否则，对于活着的长辈来讲，只是存在着，又有什么意义呢？只有呼吸的照护，不是真正的照护。

※　※　※

医生的交代
父母晚上睡不着，怎么办

❶ 日夜颠倒太容易了。父母若在白天安静地睡觉，看护正好可以做自己日常忙碌的工作。于是，在家中的父母吃完早餐去睡一下，看电视时边看边睡，下午又去睡一下。白天睡太多的结

果就是晚上失眠。所以，到了晚上，我们就会发现父母睡不着，在家里走来走去。

❷ 白天睡着的结果，就是晚上睡不着，所以应该要想办法与父母说话，至少不要让他们在白天睡觉。如果家里没有人与父母说话，可以安排父母去日间照护中心（以下简称"日照中心"）上课、参加社区据点活动，或去与熟悉的朋友互动。

❸ 当父母说他很早（如凌晨两点）就起床时，不建议找医师开安眠药好让父母睡到天亮，而应该问父母："你几点上床睡觉的？"因为有些父母是在晚上七点就去睡觉的。

❹ 在尝试过千万种方法后，甚至白天已经都不睡了，但晚上还是睡不着时，可以求助家庭科医生或精神科医生。

❺ 使用安眠药要注意什么？要注意若领28天分量的安眠药，是否28天后刚好能吃完。因为一旦开始吃药，一吃药就能睡着，他们就会产生吃药就能睡着的心理。所以当吃一颗药睡不着时，长辈或是看护会再加一颗药，于是，药不够的状况就发生了。

❻ 吃安眠药只有睡觉的功能吗？很多时候，因为年纪大，有些老人吃完安眠药后会全身无力、头晕、恍惚，隔天白天继续昏睡。若发生这种状况，之后晚上吃再多的安眠药他们也是睡不着的。这时候，看护或者家属就要好好地记录药物及其用量和老人的睡眠状态，再与医师好好讨论如何调整药物。

❼ 年轻人日夜颠倒，睡眠混乱，其实若不影响别人，也不会有人在乎。因此，长辈只要能找到属于自己的节奏，醒来时精神好，也没有大问题，也不用非得遵循大家的生活规律。

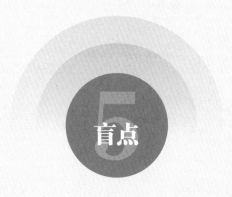

盲点

5

"我觉得姐姐不太会照顾妈妈，

为什么我不能出声建议？"

▲

照顾父母不能照本宣科，
也不能期待电影中相亲相爱的情节出现

王妈妈来我的诊间已经有一段时间了。她以往都是由女儿陪同的，但这次一起走进来的却是与王妈妈脸型相似的男子。男子自我介绍其是王妈妈的儿子。能见到向来只听闻却没亲眼见过的家属，我心里是高兴的，也顺口问起今天换他来陪同的原因。

王先生坦白他和他的姐姐吵架了。

他说："我觉得姐姐不太会照顾妈妈。有几次，姐姐对妈妈说话大声，我忍不住说她，结果我们两人吵起来了。姐姐放话说要我自己照顾妈妈。我干脆今天自己带妈妈来回诊。"

王先生露出不服气的神情，说："我只是觉得姐姐做得不好，出声建议她怎么做比较好，这样有错吗？这也是我妈妈，该怎么照顾，我连一句话都不能说吗？"

🍁 "天边孝子症候群"

类似的家属争执对我来说并不陌生，但如何能让当事者相互理解呢？

于是，我先这样问："王先生，你照顾妈妈很久了吗？"

王先生不好意思地摸摸头："其实，这是我第一次和妈妈单独相处超过3小时。平常我每年回家两次，母亲节和过年，吃个团圆饭来庆祝一下。这次要不是吵架了，姐姐根本不会把妈妈丢给我照顾。"

他诚恳地问我："陈医师，为什么我姐姐这么生气呢？"

　　我说："就我来看，这几年，照顾你妈妈的都是你姐姐。她把王妈妈照顾得很好，让王妈妈病情一直保持稳定。至于你的问题，我不是你姐姐，所以不能说完全懂她的感受，可是，我倒是被许多家属问起遇到类似的状况该怎么处理。他们苦恼的是，自己常年来都是负责大部分照顾工作的那个人，但有几次遇到家里的人给自己下'指导棋'，建议他们该怎么照顾比较好。就长期照顾的经验来看，这些建议的方法也不一定有效，但为了维护家人的感情，又不能置之不理，他们实在是不知道该怎么处理，于是就跑来问我要怎么做，才能让大家相互理解。"

　　王先生问："陈医师，你怎么回答呢？"

　　我笑笑说："我的第一个反应是很困惑，心想怎么会是没照顾长辈的那个人来教主要负责照顾的那个人呢？"

✳ 照顾这件事，并不是一个指令、一个动作

　　我给他说起郭妈妈的故事。郭妈妈是个热情的人，总愿意伸出援手帮助身旁的人，但有时候太过好为人师。多年前，连她儿子学骑车这件事她都忍不住要指点，她儿子又气又好笑，"我妈根本不会骑车！她想教我骑车，就好像一个不会开飞机的人，抢着坐在我身边，边读着使用说明书，边指导我要如何操作方向盘。我妈又不是骑车的那个人，她忘了最重要的是我能摸索出自己的方法来和车子好好相处，到最后，我能把车子骑得很流畅，就好啦。"

　　我看听故事的王先生似乎抓不到我想表达的重点，就干脆

直接说了："你就像是看着使用说明书的郭妈妈，即使脑海中浮现的操作方法都是正确的，却忽略了照顾这件事情，不是一个指令、一个动作就行了。你想想，我们人不是工厂生产的，没有统一的标准设定，大家不可能都一样，因此也不会有一体适用的照顾手册。"

"你说的'不要对长辈说话大声'等原则，也许都对，可是你忽视了主要照顾者和长辈在平常互动的情形，还有许多个性化的差异。再说，她俩都一起生活这么久了，应该早就摸索出相处起来最舒服的方式。这其中的细节，可能都不是我们第一时间就看得懂的。"

王先生若有所思，于是我问他："不论谁来照顾，总会遇到问题，对吧？那么，你觉得那时候应该怎么办呢？"

王先生回答："可以上网查资料，或者直接问问别人怎么处理。"

我说："那么，你觉得当你姐姐遇到问题时，会不会上网搜寻或者问别人呢？"

王先生点点头："应该会，我姐姐最喜欢在网络上分享杂七杂八的信息了。"

我说："所以，你姐姐其实也是很努力地想要找方法来克服照顾上遇到的困难，对吗？"

王先生承认："的确是有可能的。"

我说："她长时间以来都很努力，可是你只是偶尔出现在妈妈身边，一出现，还要说她哪里做得不好，指导她怎么做比较好。如果你是她，你会怎么想呢？"

王先生叹气："坦白说，我会生气。我应该会觉得我那么努力、那么累，大家还当我是笨蛋，觉得我的照顾质量不合格。"

我说："你懂了！我想，我们不需要急着告诉姐姐该怎样做。换个方法，也许更好。我们可以赞美她已经做得很好，也可以问问她，需不需要换我们来照顾，让她可以去好好睡一觉，甚至出门去旅行几天，转换一下心情。"

王先生点点头："如果我做每件事都要被姐姐说教，都要看她拿着操作手册来照本宣科，我一定超级不爽。"

🍁 不评论照顾者，而是给照顾者提供支持或喘息的机会

我安慰他："我常提醒学生'失智症患者之所以有情绪问题，其实大多是因为照顾方式出了问题'，因为照顾他的人对他不够了解，不懂得用他觉得舒服的方式来照顾。患者感觉不愉快，却因为身体功能退化，导致他无法清楚地说出来，所以心情不愉快的患者，多半只能靠发脾气来表达了。

但是，我也常提醒自己和学生们，回到诊间或是在现场时，当我们必须同时面对照顾者和生病的长辈时，我们要尽量不评论孰是孰非，因为照顾失智亲人已经很辛苦了。

对主要照顾者来说，担起照顾重担的同时，多少要牺牲自己的人生梦想。每天的生活重心都不是自己，而是放在失智长辈身上。要盯着回诊、吃药，还要想方设法地保持患者的生活规律。

一天到晚关心患者的饮食、睡眠、情绪、运动状况等。做这么多，却不能奢望药到病除，顶多只能期待身体功能减缓退化。长年这样，难免身心俱疲。"

※　※　※

那天看诊结束后，王先生带着妈妈离开了。王先生来的时候是一脸怒气，但离开的时候，心情平静了不少。

我相信王先生应该懂得从另一个角度看待姐姐的照顾方式了。我更期待这一对姐弟能放下成见，彼此调整，找出更好的照顾方式。毕竟妈妈是两个人的，照顾工作也该共同分担。

说起来，长期照顾是一条漫长的道路。光靠一个人走，不仅会有被压垮的风险，更可能会遇到因遭到他人的误解而百口莫辩的状况。

对没有长时间照顾过患者的人来说，因为不懂每天24小时上演的真实戏码，光凭一张嘴来指导是有害无益的，所以家人不如多换位思考，共同分担照顾工作，让大家都能清楚地理解照顾者的辛苦，也能使其获得适度的休息，这样才是对患者和家人都好的照顾方法。

※　※　※

医生的交代

对于主要照顾者，我们应避免提供建议，以免对主要照顾者造成"照护创伤"

❶ 当我们不是主要照顾者时，请避免提供建议，以免在无意中伤害了劳心劳力的主要照顾者。

❷ 我们可能在网络、朋友圈中听说，怎样的饮食、怎样的互动方式可以让生病的爸妈身体状况得到改善，所以"好心地"告诉负责照顾爸妈的家人。但是，对他来说，"被建议"可能表示他做得不够好，他可能会因此伤心。

❸ 有时候久久未见父母，回家时说一句问候的话："妈妈，你怎么瘦了？"这可能只是随口的关心，但是听在照顾妈妈的家人耳里，敏感的人可能会想："你是不是嫌我不会照顾，虐待妈妈？"

❹ 回家时，到底要说什么与做什么才最稳妥呢？先从照顾者开始吧，请先关心劳心劳力的这个家人，问候他："你最近睡得好吗？累不累？""有没有什么需要我帮忙的？""要我回家帮忙照顾几天，让你去放个假吗？""家里有没有缺什么，需要我去买吗？"先关心完照顾者之后，再开始关心生病的爸爸妈妈。

❺ 我们要知道面对高龄，患有慢性病、退化性疾病的长辈，不论照顾者付出多少心力，他们的身体终究还是会一年比一年退化，所以，千万不要说："这次回来，怎么感觉妈妈的身体又退化了？"因为往往说者无意，听者有心。

当照顾者把长辈的责任背在自己身上时，他们的内心就会苦闷，心里会想："我都快累死了，爸妈的身体却还是持续退化，家人也觉得我照顾得不好。"那么，该怎么表达比较好呢？建议可以说："妈妈一直在变老，你照顾得很不容易。"

❻　"照护创伤"常常由一句无心的话引起，所以，没有负责照护的人，当面对照顾者时，在说话前，请务必三思。

6 盲点

儿子每天24小时记录妈妈的身体状况，

从头痛到记忆减退……

▲

家庭生活不是紧迫盯人，
过度关心反而形成压力，远离了爱

小廖与廖妈妈母子两人进入我的诊间，大约是从一年前开始的。在廖妈妈第一次就诊时，我们一见面，小廖就滔滔不绝地描述母亲的症状，从头痛、记忆减退、生活功能不佳等一路讲下来。一口气讲完后，还拿出**一张A4尺寸的纸，上面详细记录了母亲的身体变化。**

能做到这样的家属可不多啊！我心中讶异，猜想小廖应该早已事先上网搜寻过许多病患与家属的就医经验，并且用心、仔细、好好读过，自己准备得这么好，才来到诊间，目的不外乎是希望能得到最好的诊断。

🍁 儿子代替身为患者的妈妈回答

当然，我还是要问真正的患者，于是，我转头问廖妈妈："他刚刚说的都对吗？"

廖妈妈点点头："差不多。"

对我来说，这是太笼统的回答。于是，我进一步询问细节："请问您头痛时，感觉到头是'紧紧的'，还是'胀胀的'，或是'一抽一抽的'，又或者是'刺刺的'呢？"

廖妈妈愣住了，她露出疑惑的表情望着我。

身旁的小廖马上紧张起来："我回家后，会好好观察和记录的！"

我继续问："请问您的头痛是何时发生的？是每天都痛，还是偶尔痛一下？是早上起床时痛，还是半夜睡觉时痛，或者是压力大的时候才发作呢？"

廖妈妈没回答。她带着深思的表情，似乎想把头痛时的记忆找出来，好好分析一下。

倒是小廖又紧张地插话："等一下！先不要乱答！我回家观察、记录后再说。"

接下来的对话，都落入这样的模式。

我问东问西，但廖妈妈都是沉思的表情，小廖则精神抖擞地拿出做科学实验的精神说："我回家后会好好观察的！"

🍁 儿子帮患者妈妈表达所有需求

而他真的说到做到了。

在下次回诊时，还是母子俩一起来的，踏入诊间，先开口的依然是小廖："跟医生报告一下，我妈妈头痛时，主要的表现是'紧紧的'。频率则不定，似乎没有和任何事情有特别的相关性……"

他滔滔不绝地说完，最后还做了总结："医生，你上次开的药，基本上让我妈妈的头痛程度减轻了50%，但还是有一定的发作频率。"

我心里先松了一口气，庆幸上次诊断后开的药，对廖妈妈还是有点帮助的。

我继续往下问廖妈妈容易忘东忘西的状况，小廖依然马上跳出来描述，让我只得转头，问廖妈妈："状况就像你儿子描述的那样吗？"

廖妈妈又是同样的回答："差不多。"

最后，我也只能就所知的部分开立药物给廖妈妈，也请他们回家服药后，持续观察、记录。

就这样来来回回几次后，终于在有一次门诊时，我忍不住说："请问廖妈妈是个内向、话不多的人吗？她一直需要你替她表达所有的需求吗？"

廖妈妈还没有说话，"代言人"小廖马上开口："我妈妈其实很会表达，只是来门诊时会感到很有压力，所以还是我来替她说好了。"

听到这样的话，我愣了一下。难道我的门诊给大家这么大的压力吗？

✽ 当妈妈没有完美地完成该做的步骤

治疗持续进行，在历经几个月的看诊过程后，小廖终于了解母亲头疼的状况。后来几回门诊，他不再一进门就急着掏出纸张，念出一条条的记录。

他对妈妈的治疗结果也算满意，只是依然在"记忆力不好"这点上有放不下的执着："医生，对于改善记忆力的药，我们已经换到第3种，并且一直调整剂量，但是，我妈的感觉不是恶心就是晕眩。这次用的药，虽然基本上没有副作用，可是妈妈的记忆力还是不好啊。"

我努力挤出淡淡的笑容："请问'不好'是怎么样的不好？可以举个例子说明吗？"

小廖说："跟您报告一下。我家电压不足，所以开热水前要先关冷气，不然会跳闸。基本上，妈妈都能做得到。可是，这个月却有两次，我妈妈先开了热水器，才想起来要关冷气。你看，这就是记忆力不好的表现。我妈没有完美地完成该做的步骤。"

我转头看看廖妈妈，无可奈何地问："您觉得呢？"

没想到廖妈妈竟然点头附和："他说的也挺有道理的。"

✿ 谁都无法被24小时盯着，发生一点错就被记下

我好几个月来一直努力抑住内心的冲动，这时，终于再也忍不住了。

我对小廖开口说："现在开始，你一句话都不要说，通通听我说。"

我深吸一口气，问："请问你，如果有人24小时盯着你的一言一行，只要有一点点犯错的地方，就立刻被记录，要求你每天的每件事都要做到完美无缺，你能不能接受？"

我接着又说："刚刚说的是对你母亲。如果换作是你，难道你每天每个时刻都是完美的？没有过偶尔拍拍自己的头说，啊，搞错了？"

小廖被我吓到了，一时之间没有说话。

倒是坐在一旁的廖妈妈立刻大笑起来。

她的笑声让我好惊讶，这可是认识好几个月来，我第一次看见她笑得这么开心。

🍁 儿子关心母亲，但却忘了将心比心

我对着小廖，把想讲的话继续说完："我跟你说，忘了关冷气这种事情，不是大家都会发生的吗？就像小孩会忘了带作业，成年人做事一个失神就可能被剪刀剪到，或是被菜刀切到手一样，这些不都是日常会发生的事情吗？我知道你关心母亲，可是这样紧迫盯人是不正确的！要知道即使是没生病的人都可能会犯错。何况对你妈妈来说，她就算一开始忘了，事后也把该做的做了啊。"

我想小廖并不是唯一有这样状况的家属。作为人子，他对老母亲的关心当然值得称许，可是他忘了将心比心，以后他也会变老。当他成为一位老先生的时候，他会愿意这样坐在诊间，听着孩子——细数自己在生活中发生的"错误"或"疏漏"，然后再请医师依据这些"错误"或"疏漏"断言自己是"有问题的人"吗？

我们每个人都是从小孩子成长起来的，所以一定经历过童年，也常不经意地犯些大大小小的错误。每回犯错了，我们很自然地就会遮遮掩掩，不希望被父母发现，努力用自己的方式去弥

补过错，并且在心中期望着事情就这样平静地过去。

现在父母年纪大了，身心功能多少有点退化，但连在生活中犯一点小错的权利都没有了吗？难道即使父母努力在事后补救，也将错误纠正了，还是没办法让身旁的人谅解父母的无心之失吗？

※　　※　　※

子女确实该关心家中的长辈，而进入高龄的父母，也需要注意自己脑部的变化，努力健脑、预防失智，毕竟失智症的确是时下社会中让人闻之色变的疾病之一。

尽管如此，我还是希望大家能放松一点，不要凡事都杯弓蛇影。过度的爱只会导致长辈在还没有真正进入严重失智阶段时就被家属有意或无意带来的压力与担忧所包围，使日子过得越来越辛苦，这不但对病情没有帮助，反而有可能加重病情，这也绝不是我们倡导多陪伴长辈与提早认识失智症的初衷。

希望在每一个家庭中，家人之间都保有对彼此的爱，但在日常生活中，让我们提醒自己不要太过苛求，有时候睁一只眼，闭一只眼，也是一种爱。

※　　※　　※

医生的交代
如何不过度地关心长辈

① 对长辈的身体状态要有一个基本的了解，例如，了解他们每天起床的时间、一餐的食量、晚上的平均睡眠时长，甚至了解他们一天小便的次数、每次小便的时长等。

这样，当我们注意到他们与平时表现得不一样而且差距很大时，我们就会知道他们的身体可能不对劲了。

② 每日固定为长辈做基本健康检测（血糖、血压、心跳、体温等），这的确是有帮助的，但**我们也要记得，不要被冷冰冰的数字局限住了**。毕竟，人是活的，是动态的、有变化的。我们的检测数据可能会因为长辈睡不好、贪吃、心情不好等而产生一些误差。

③ 当检测数据有一定程度的误差时，我们可以适时地关心长辈，问问他们最近有没有身体不舒服，或是心里有哪些烦心的事情。彼此讨论之后，再一起决定是否需要去看医师。

④ 对于身体不舒服的描述，医师很害怕听到病人说："我头痛，就是痛。我也说不清楚，反正就是痛。"

医生建议的说法如下。

①头痛的痛法、位置。

②头痛的时间点或与哪些事情特别有相关性。

③有没有哪些事情或是动作会让头痛变严重。

④有没有哪些事情做了之后，头痛会得到改善。

⑤头痛有没有伴随哪些其他症状，例如恶心、呕吐等。

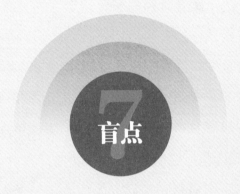

盲点

无法照顾父母，当然就请看护

▲

看护不是万灵药，
父母的晚年照顾不能只靠看护解决

　　因为承接了高雄市失智共同照护中心——长庚的业务，我常常有机会见到中心的个案管理师与家属通电话的画面。好几年下来，我发现家属有各式各样的需求，但外籍看护绝对是名列前几的重大议题，偏偏这又是没办法只靠电话就可以说清楚的问题。

　　例如，前一阵子有家属打电话来，提到家中长辈疑似有失智的症状，想知道是不是能为长辈申请身心障碍手册。

　　我们的个案管理师经验丰富，所以先好言好语地说出身心障碍手册不是重点，家属真正需要的是据此申请外籍看护。

　　失智症患者若真有申请看护的需求，站在医护角度的我们一定会帮忙，但在此之前，总要先确认长辈的状况，确认他们的退化程度以及是不是已经确诊了。

　　但是，当个案管理师再进一步向家属询问长辈的生活情形如何，家属就开始支支吾吾起来，翻来覆去说的就是："家中环境没有整理得很整洁。剩下很多药物没吃完。"

✳ 家属想聘雇看护的真正原因

　　个案管理师愈听愈觉得奇怪，因为这位84岁的老奶奶虽然年纪大了点，可是像日常买菜、煮饭、洗澡和洗衣服等基本生活都还可以自理，似乎连失智的症状都还没出现，为什么家属认为老奶奶需要聘雇看护呢？

家属后来终于坦承：老奶奶独居台湾屏东，当平常生活上有点小毛病时，自己会去附近的诊所看病。说起来，她是没有医疗需求的。但家属希望有个人可以和老奶奶一起生活，于是立刻想到聘雇看护。

个案管理师告诉家属，在目前的长期照护服务中，也有提供居家照护服务员（以下简称"居服员"）到长辈家中进行陪伴其出门散步或购物等简单生活照顾的项目，但家属很坚持："老实说，我需要一个人24小时在老家看着我妈。"

这下，个案管理师也听懂了，家属想要的是安心。

✳ 家属往往将看护想得太简单与美好

就如许多在外地打拼的子女想象的那样，我花了钱，聘雇一个看护到我父母身边，从此就有人可以代替我来24小时照顾父母了。

后来，当个案管理师跟我谈起这些时，我只能默默在心中叹气。因为现实状况从来没有想象的那样简单、美好。

我们看过太多长辈失智或失能的例子，其中聘雇看护的并不少，但其中发生的问题不胜枚举。例如，做子女的想要聘雇看护，可是大家有没有想过父母的心情呢？这真的是他们想要的吗？

更麻烦的是，不同住的子女以为只要给钱就好，根本没办法在看护初来报到时，协助老人家与看护一起建立生活习惯，更遑论接纳彼此。

我们每个人对外人都有警戒心，而对长辈来说，外籍看护就是一个语言和文化都与之不通的外人，其突然住进家中，千百种问题立刻就会出现。

例如：衣服要一起洗，还是分开洗？以前自己三餐想吃什么就吃什么，现在要怎么吃才能让彼此都开心？要让她住在家中哪里？长辈自己的宝贝物品要藏起来吗？

还有太多的问题，都不是事前就可以想到的。多半要一起居住后，才会发现彼此在生活习惯上的摩擦。而此时，两人语言又不通，沟通效果也不佳，说不定很快就会相看两厌了。

🍁 子女聘雇看护的善意，却变成长辈的压力

或许聘雇外籍看护这件事在儿女眼中，是为了避免老人家独居孤单，想为他找个伴，也给他多点安全保障。可是，我们都忘了善意有时候没有规划好也可能变成另一方的压力。

以我们自己为例，大家多少有为了求学或工作而在外租房的经历吧？是不是也曾有过和室友因彼此生活习惯不同而起纷争的时候？我们也曾像防贼似的怕室友乱拿自己的物品，也曾一入门就躲入自己的房间，单纯只是因为一整天的工作、应酬已经太累，回家后不想再迎合别人脸色了。

长辈也是这样。在独居这么多年的时光中，他把自己的生活打理得很好，想几点起床就几点起床、想吃什么就吃什么。表面上看起来是寂寞、孤单的，可是从另一个角度想，他是自由自在

的。因为整个家都是他的天地，他可以安心地把钱放在桌子上、抽屉中，不用上锁。

❋ 子女以为聘雇看护长辈就不孤单，这是错误的想法

至于家属期望的在聘雇看护后，长辈就可以不孤单了，那更是一种错误的想法。

坦白说吧，长辈和看护之间，年龄有差、语言不同，他们要聊什么呢？尽责的看护还会做家务事、备三餐，但这离长辈心中期望的与家人一起生活的场景差太远了，更令人害怕的是，有些看护根本连工作要求都没办法达到。届时，可能还要老人家反过来协助看护适应当地生活。

在实务经验上，我们见过不少家属在聘雇到一位看护后不久，就又拿着同样的看护申请表在诊间出现。

问了他们后，发现多半是因为才聘雇不久的外籍看护出了状况，因此只好再换一个试试看。于是，一而再，再而三，老人家不开心，家属的心更累，这不就违背了最初想要聘雇看护的目的了吗？

❋ 孝心是无法外包的

于是，我常劝家属："孝心是无法外包的。"就算是在不得

已的情况下，真的无法与父母同住，陪他们度过晚年，但在直觉地想要聘雇看护前，是不是可以先与家人们（我强调的是一定要让老人家加入）共同讨论大家的忧虑和期望？看看是不是能先尝试现有的方法（例如手足间协调好探望的时间，在此期间还可以安排提供长期照护服务的居服员上门与参加据点活动等）。若真的试过了，且都不成功，再来讨论聘雇看护这个选项也不迟（当然必须在符合法规的前提之下）。

家属们也要理解聘雇看护并不是钱花了，人来了就好。作为雇主的家属们，要先对看护的状况有足够的了解，因为在台湾，每位外籍看护都有不同的成长背景、个性、卫生习惯、学习能力以及与人互动的态度，并且他们来台湾前获得的行前训练是远远不够的，所以不要过多地期望看护能有如护理师那般的专业照护水平。

✳ 6个月内，换了三位外籍看护

坦白地说，许多外籍看护都很年轻，其中不少还是初次来台湾，甚至是第一次出自己的国家，所以他们来到长辈家中一起同住，每天24小时与之相处，也会产生一种压力。他们也需要有学习的时间和有人从旁协助他们学习如何照顾长辈。

以常带妈妈来看诊的黄小姐为例，在短短6个月内，黄小姐就换过三位外籍看护。每换一个，家中就是一阵兵荒马乱。

黄小姐向我抱怨看护在家里的状况："我真是不能理解！

洗碗后，不是可以顺手把水槽洗一洗吗？可是她都不做，搞得水槽脏兮兮的。还有，她把碗洗完就随便塞进碗柜，我讲了很多次后，她才终于理解要把碗由大排到小，摆整齐。"

我问："那么外籍看护在照顾你妈妈这件事上，表现得还可以吗？"

她叹口气道："我已经放弃了！反正已经换到第3个，怎么换都差不多，我也不管她是不是光顾着玩手机了，至少有个人随时在我妈身边，只要我妈有什么状况，她会打电话通知我就可以了。唉，说来伤心，想当初我还期望只要找来外籍看护，就有人可以陪妈妈聊天，跟妈妈多多互动，带妈妈一起去公园散步和运动。"

我问："她没有带妈妈去运动吗？"

黄小姐说："她们会一起出门。不过，她陪妈妈去公园后，就自己坐在一旁，继续玩手机。我看我妈多半是坐着发呆，顶多和走过身旁的人聊几句。"

我继续追问："所以你期待她与妈妈一起散步、一起聊天吗？你期待她聊什么呢？"

对于这个问题，黄小姐倒是认真想了一下，说："坦白说，她才刚学中文，还不到能聊天的程度。这样说来，她也的确只能按表操课来执行工作。"

说到这里，我相信黄小姐听懂了我要强调的地方，无论家属对看护有多少期望，看护都只是一个抵达台湾没多久，对我们的语言文化、家庭习惯一无所知的人。希望看护能立刻把照顾工作做好，马上和长辈有热烈的互动，真是太难了。

✳ 长辈殴打看护背后的原因

更多时候，照顾上的问题不只是文化问题，还有因长辈个人习性或疾病引起的问题。

例如，李奶奶的外籍看护也是如流水似的变换。问了之后，发现原来是李奶奶要求看护每分每秒都要跟在她身旁。除了紧迫盯人外，只要一觉得看护没把事情做好或者摆脸色，李奶奶就会暴怒。李奶奶常会拿东西来砸甚至出手殴打看护。

李奶奶的女儿努力地辩解："我们对外籍看护很好，供她吃、供她住、给她钱，也买了很多印度尼西亚口味的泡面给她，希望她可以忍受我的母亲。为什么她还是要走呢？"

我问："你请外籍看护的意义在哪里呢？"

李小姐说："我要请人来照顾我的母亲。"

我问："过去当妈妈打你的时候，你会怎么做呢？"

她说："我会逃离现场。"

我说："那么，你觉得看护应该怎么做呢？"

她沉默许久，后来终于开口："我知道你的意思了。"

既然已经提到长辈打人的问题了，于是我趁机再多努力一下，说："你想过母亲为什么要打人吗？是不是有哪些事情一做就会引起她的怒火？那么，你曾经清楚地告诉外籍看护哪些事情是妈妈的雷区，千万要避免吗？"

李小姐再度沉默了。

说到这里，我也不忍再给家属压力，于是转头问李奶奶：

"奶奶，你不喜欢看护啊？为什么呢？"

李奶奶非常坦白："我想把她赶走，因为我不想花钱，我已经成功赶走好几个了。你知道吗？请一个看护，每个月都要花好多钱啊。为什么要花这个钱呢？"

很明显，这就是家属想找看护来照顾老人家，但老人家根本不想被看护照顾的问题。于是这个家被闹得天翻地覆，家人间纷争不断，换了好几个看护，最终还是回到了没有看护的日子。

✺ 在聘雇看护前，我们要想想长辈真正需要的是什么

因此，我常劝家属，看护并不是不能用，我们也见过照顾质量好到让人称赞的看护，但这样的看护可遇而不可求。更多时候，我们要先想清楚长辈真正的需求是什么，以及聘雇看护是不是真的能解决问题，还是反而带来更多的问题。

我们要提醒自己，思考时一定要把老人家放在最核心的位置。因为有时候做晚辈的会倾向于以年龄来定义人的功能，误以为人到了八九十岁就没有生活能力了，于是，自以为是地替长辈决定他的生活方式。

但年龄一定就是问题吗？同样是八九十岁，有人卧床，但也有人还生龙活虎。我就见过一位85岁的老奶奶，还能轻松利落地爬到树上修剪枝叶。外人看得心惊胆战，但和她比邻而居、一起度过了大半个世纪的老朋友一派轻松地告诉我们："她年纪虽大了点，但身手利落得跟年轻人有得一拼。"

生活习惯有千百种，老人家期待的晚年生活方式也有千百种，所以，我们做晚辈的要多给长辈一点信任和自由。

倘若真的发现他们需要照顾上的协助，也请不要直觉性地只想到"看护"这一个答案。我们要主动去了解长辈真正想要的是什么，如果想要的是家人或朋友，那么，我们该让家人回到他的生活里，或协助他找回老朋友、交上新朋友。

看护不是所有问题的答案，家人的用心才是照顾的关键。

 医生的交代
长辈的隐私与安全如何两全

❶ 即使与长辈24小时形影不离，长辈还是可能发生意外。我们会因为担心意外，就不爬楼梯了吗？

❷ 因为担心爸妈会跌倒或是发生其他意外，所以需要时时看护他们，但是我们有没有想过让爸妈去健身房，让爸妈只是年龄80岁，而肌力与敏捷度都是65岁以下呢？

❸ 确认长辈的安全只有看护可以做到吗？是否可以提供设备，让长辈随时呼救？比如有电话功能的手表等。

❹ "有事，弟子服其劳"的传统观念是我们想要的，还是父母想要的？一直帮父母完成每件生活琐事，会不会因此让父母无所事事，从而加速他们体力及脑力的退化？

❺ 当有外人或看护出现时，父母会不会有隐私的问题？

外在的习惯部分：我们喜欢有人看着我们洗澡、在房间里偷偷理财，或是随便整理我们的抽屉与衣柜吗？

内在的习惯部分：当我一个人时，若感觉自己今天有点饱，就可以在10：00吃早午餐，可是当有看护时，看护就期望我在早上7：30吃早餐、12：00吃午餐。当吃不好、吃太少时，看护会跟儿女报告，之后就会接到儿女的关心电话，感觉一点也不自由啊！

❻ 生命有尽头，子女的所作所为也不过是希望尽到孝心而已，但千防万防就是防不了意外。也许老人会在吃饭时，因被一个面筋哽到而去世，这时无论是谁在身边都没有用。与其这样，倒不如常常回家看看他们，依照父母期待的方式尽孝。

8

盲点

"不用再问我妈啦，

我对父母的照顾安排都是最好的。"

▲

**照顾者应该尊重长辈还有的能力
与自主的意愿，而非将自己认为
安全的照顾方式强加在长辈身上**

我曾经进入一处养护机构，与其工作人员商讨照护问题。好几个小时下来，让我印象最深刻的是一位拄拐杖的奶奶。满头白发的她，开门走进办公室后，问："我可以说说话吗？"

我立刻停下与工作人员的谈话，转头请奶奶坐到身边来。

奶奶一坐下，立刻泪如泉涌。身边的工作人员丝毫不惊慌，显然他们早已多次见过奶奶这般的表现了。

当下，虽然机构的工作人员没多说什么，但我立刻感觉现场空气中飘荡着"奶奶就是多愁善感"的气氛。工作人员彼此间无声地传递着"你看，她又要讲了"的眼神。我这个初来乍到的人，刚好让老人家有了新的讲述对象。于是，她滔滔不绝地又说又哭，过一阵子后，才止住了泪。

🍁 没人来看望的孤单奶奶

此时，身旁的工作人员向我补充介绍奶奶的背景："奶奶非常在乎她的钱。每天提心吊胆，最怕钱被偷。"

奶奶的担忧也不是空穴来风。原来奶奶是战乱时期自大陆来台湾的。来到机构前的一段时间，奶奶听闻自己的兄长将回大陆定居，于是拜托他给自己100万元，说："你们一家回大陆后，就不会再回来了。这笔钱，就算你可怜我这个妹妹吧。"

因此，她拿到了兄长给的养老费100万元。奶奶自己有3个儿子，她想着长子在传统上该担起赡养父母的责任，自己也多少是偏爱着大儿子的，于是她带着100万元到长子的媳妇那边，希望通过给他们钱来传递她心中的期盼。很可惜的是，奶奶在入住机构后，就未曾见过这对夫妻。

与此同时，三儿子也直白地告诉她：“我就养你6年。这6年的养护费用我都会付，但6年后，我们再也不要相见了。”

于是，6年过去后，现在唯一还和奶奶有来往的就是二儿媳妇了。

二儿媳妇虽也是久久才出现一次，但只要每次过来，都会帮奶奶带件衣服或拿双鞋子，奶奶感动得不得了。

日子一天天过去，她成了一个只能守住身上仅剩的一点存款，却没有人来看望、相伴的孤单老人。

❋ 当我问：“奶奶，你很怕冷吧？”奶奶泪就流了下来

仔细再往下听，我发觉奶奶的孤单并不只是来自亲人那一方，因为奶奶哭着要求，想从机构内的养护区转到安养区居住。

她说：“我其实还能走。我还可以自己照顾自己。”

奶奶的语气很强烈，而实际上，她也的确还有自我照顾的能力，但是在机构里，因为工作人员顾虑她“能力可能会退化”“可能会有跌倒的风险”，所以没有人愿意协助她转进想住的区域。

直白地说，奶奶被照顾她的机构"判断"后，决定了她所能居住的地方。

为什么她这么想转到安养区呢？通过持续和奶奶谈话，我开始明白安养区和养护区是有许多差别的。例如，在安养区的用于洗澡的浴室是附属在住户卧房内的，有独立浴室门且可上锁，但在养护区，卧室内附设的是厕所，只有洗手台和马桶，当住户要洗澡时，需要走出房门，穿过走廊，来到洗澡间。

这里的洗澡间就类似于传统军队或学校宿舍中的大型淋浴间。先不谈隐私问题，每次在洗澡时，即便工作人员在旁协助，却也总是催促她洗快一点。

这一点，对于怕冷的她来说最痛苦。

眼看着在时下8月这个炎热的季节中，还穿着薄长袖的老人家，我试探性地问："奶奶，你很怕冷吧？"

她一听，泪水立刻流了下来，急切地跟我描述，因为被人催促，所以她在洗澡时总不能等水流变得热一点再安心地洗。

"其实，我只要热一点点就好。"她说，"可是有一次工作人员不等水流变热，就直接舀一瓢水，从我头上倒下来，叫我赶快洗，水都是冷的。我眼睛都被水淋到了，好害怕。"

🍁 奶奶的眼泪需要被好好疼惜

那天和奶奶谈完话后，我继续回到与机构工作人员的谈话中。他们好奇地想知道在我这个神经内科医师的眼中，这位奶奶是不是已经有失智症的迹象。

那个当下，我想说的有很多，但千回百转后，还是这样回答："不管奶奶是不是失智症患者，她的眼泪都需要被好好疼惜。"

※　※　※

回程路上，奶奶边哭边说的画面一直在我脑海中浮现。

说起来，她所要求的，不过是洗澡有热水和身旁有人愿意听她好好说话而已，而这些要求其实都是很基本的，不是因为罹患哪种病症就可以被忽视的，不是吗？

奶奶老了，所以动作变得慢一点，也需要比平常再热一点的水来洗澡。这些清楚的需求显示着她还是一个独立完整的个体。

回想起过去，我曾参访过荷兰当地的养护机构。其中有个奶奶自己推着四脚的助行器，歪斜着走进厕所。根据在台湾的经验，我疑惑地问："不用帮助她吗？"

工作人员告诉我，并不是没有人手去帮助她，而是他们的策略是，先在一旁不动声色地观察她。若是老人家开口要求，他们再上前协助。

这背后的精神，不外乎"尊重"两个字。不分年龄与性别，照顾者都该尊重长辈还有的能力与自主的意愿，而不是将自己认为安全的照顾方式强加在长辈身上。

希望我们在急着着手制定自我认为合理的照护方案，告诉长辈"这样安排是为你好"之前，能先调整自己的心态，花点时间以及拿出平等尊重的态度，听听被照顾者的心声。

※　※　※

医生的交代

所有的照顾，都要以相互尊重与良好沟通为前提

1 变老是会发生在每一个人身上的事情，眼前是爸妈，但总有一天会轮到我们，届时的我们，想被儿女以什么样的方式来照顾呢？其实如果从这个角度来思考，很多症结点自然就有了答案。

2 晚辈在急于表达自己的难处前，是不是已经先好好听过长辈的心声了呢？很多时候，我们急着做决定，以为这就是最好的决定，却忘了，这只是单方面下的决定，并非双方一起达成的。

3 年长者都应该尽早向家人表达自己的想法，比如想如何过晚年生活，并且让家人知道该如何协助自己过这样的生活。

4 不论长辈是在家里还是在安养中心，不论是家人还是长期照护的工作者，都应尽可能地每天多花点时间，和他们说说话。

5 其实长辈的每句话都有含义，我们需要耐心地去挖掘他们话语背后的目的。否则，在我们花很多时间讲话之后，不但没有进一步了解他们所希望被了解与对待的方式，还因为误解而大吵一架。结果是双方都悔恨不已，却又拉不下面子和解，那就得不偿失了。

盲点

"医生，我爸生病后，好爱钱，超烦！"

计较的背后，
是长辈对子女未曾改变的爱

陪伴失智症患者的家庭日久，常常可以听到的是一个个家庭中爱的故事。很多问题，从表面上看起来很相似，但是我的心得是细究后会发现每个屋檐下有各自的纠结和过不去的关卡，而这些关卡就藏着这一个个家庭的历史与故事。这或许就是我们越来越重视个别化照顾的原因吧。

有趣的是，越是运用个别化照顾的精神去了解每个家庭的故事，我越有机会发现很多时候大家以为很严重、很困难的问题，分析到最后会发现，只要换个角度来看那些都不是问题，或者应该说不是大家所以为的，长辈是因为失智才有的特殊问题，越能看到每个行为的背后都是"爱"。

一位家属常抱怨失智症患者的改变："我爱我爸爸，他也很爱我。过去，他总是永无止境地给予我钱与耐心，还有好脾气，为什么生病了以后，他都变了？现在的他，超爱计较！"

爸妈和子女彼此之间感情深厚，这一点我看得出来，但"爱计较"3个字让我听得糊里糊涂，只好请家属多描述一点。

🍁 郭爷爷不是爱计较，他是担心家里没钱

他们的家庭事业是生意兴隆的餐饮店。生病前的郭爷爷，长年管理店内收入和家庭用度，这个家所赚的钱，主要存在他名下的账户里，直到郭爷爷确诊失智症，家人担心日后会遭遇金融上

的困难，于是将大笔金额存款提出，并改存到女儿账户。

没有人把这些改变和背后的考量告诉郭爷爷。

渐渐地，家属发现老人家变得爱计较。郭爷爷会要求客人少用酱汁、不要浪费免洗餐具。见到客人取用卫生纸，郭爷爷甚至会碎碎念，当场摆脸色给客人看。

家人烦恼得不得了，怕再这样下去，客人都跑光了，但老人家又不听劝说。无奈之下，他们只好来找我讨论。

我直接问郭爷爷："为什么要阻止客人取用东西呢？"

郭爷爷是这样说的："医师啊，我坦白跟你说，我家生意看起来很赚钱，但其实户头里是没有钱的！年轻人做生意没有成本概念，只好靠我来帮忙出面管控啦。"

他还骄傲地追加一句："你说，我这个做爸爸的是不是很不错？"

❈ 王伯伯每天找公司会计来查账

上述餐饮店小老板的问题，其实也会发生在大公司的董事长身上，王伯伯就是故事主角。

王伯伯每回来看门诊都由儿媳妇陪同，两人总是有说有笑的，看得出来，两人感情很好。好到王伯伯的儿媳妇告诉我："对我来说，我公公和我比我和我自己的爸爸还亲。我对他是什么话都能说，向他要东西，要什么给我什么。他对我没有要求，反倒是没事就给我钱。"

王伯伯半认真、半开玩笑地回应："我把儿媳妇当女儿疼。儿媳妇比儿子还重要，因为养老就靠她了啊。"

一年过去了，王伯伯持续来门诊复诊。但他逐渐出现变化，最明显的改变是担心钱不够用。于是，王伯伯每天找公司会计来查账。

但此时，王伯伯脑中记得的是10年前的账目，所以，他会打电话给10年前向他借钱的人催债，根本忘了对方已经在近几年就把钱还清了，这让会计和儿媳妇因为要同时安抚王伯伯和被他追债的人而疲惫不堪。

家人请王伯伯不要再管公司的事务了。但是，王伯伯每天一睁眼，想的还是赚钱、查账以及怎么把欠款追回来。

另外，王伯伯也有常年买卖股票的习惯。拗不过王伯伯的要求，家人最后妥协了。帮王伯伯把手机设定好，方便他通过手机来处理股票。

没想到，此举却是灾难的开始。因为此时的王伯伯因病已丧失对市场的敏感度，于是他会在股价最低点时将股票通通卖出，却在高点时买进。

✿ 给钱，就是王伯伯表达爱的方式

王伯伯的儿媳妇带着崩溃的语气，求着我说："虽然爸爸有不少存款，可是再这样花下去，即使有金山、银山，也不够用。拜托陈医师，你劝劝他。"

我找王伯伯坐下来谈："王伯伯啊，你现在子女都大了，应该是享福的阶段，怎么不好好休息，让大家照顾你就好呢？"

王伯伯很认真地回答："陈医师，我很爱我的家人。我要当可以帮家里赚钱的人。我只有发钱给大家，大家才会爱我！"

那一刻，我看懂了王伯伯。

原来对于长年开公司的王伯伯来说，给钱就是他表达爱的方式。他的确是爱着家人的，只是他表达爱的方式就是买买买、给给给，而他也相信这样的方式可以让爱持续，家人只有在物质上有所获得，才会爱他。

难怪现在的王伯伯会对钱斤斤计较了，因为要买东西、要给家人发钱，但总是拥有大笔的钱哪是容易的呢？

王伯伯知道自己生病了，他需要人照顾、需要被爱，更是拼命地非要把钱抓在手上不可。

我劝王伯伯："王伯伯，就算不发钱给大家，你的孩子们还是很爱你的。他们希望你快乐，不要为赚钱和追债烦恼。"

王伯伯虽然听不进去，但是他天生的善良个性，让他急着希望我别为他担心。

我知道失智症让他无法清楚地思考，再加上长年累月形成的人际相处核心价值观不是那么容易被改变的，还不如请家属来处理快。

✤ 制作假账簿，好让王伯伯查账

于是，我请家属制作出可以以假乱真的账簿，每天当王伯伯想查账时就拿出来，让他看看账户金额，以此获得安全感。

当王伯伯想领钱出来时，也不需要阻止，家属可以装模作样地说已经领出来了，拿出事先准备好的钱给他，让老人家有钱发给家人。拿到钱的人，再私下统一缴回即可。这总比让王伯伯在现实生活中到处追并不存在的债务，或在实际股票市场中受损来得好，不是吗？

我想家属也懂了。生病后的王伯伯不是个性改变了，正确地说，他还是过去的他，是那个一直通过钱来换取爱的公司老板，只是过去大家没看懂他的心，现在疾病让他的自我掩饰能力下降了，这才让家属误以为他变了。

其实，并不是失智症让王伯伯变得爱计较，我想现在的他，真正爱计较的，与其说是"钱"，还不如说是"爱"。他心中真正想要的，一直以来都不是钱，而是家人对他的爱。

✤ 余爷爷连步伐都不稳，却想外出找工作

另一个抱怨患者个性改变的家庭，是余爷爷的家庭。

余爷爷一生都是顾家的好男人。每回领到薪水，总是全额拿来当家用。在退休之前，他拼命工作，全心全意地要为孩子们打

造一个衣食无虞的成长环境。他秉持着这样的心态，工作到老。

　　余爷爷老了，本想着可以休息的时候，却发生儿子需要独自创业，女儿也因为身体出了问题而更换了一份薪资较低的工作的情况。担心儿女的余爷爷，持续领出自己账户中的存款，用来补助儿女之生活。但很快地，家人发现老人家也出了问题，于是带他到医院检查，发现他有失智的征兆。

　　生病后的余爷爷，由女儿持续带来回诊。一段时间后，余小姐忍不住向我抱怨："医师，我向来慷慨的爸爸消失了。他变得对钱很计较，总担心我们买这买那，会花太多钱。这也就算了，现在更让我们担心的是，他每天都说要出去找工作，总说要出去赚很多钱回来。我知道他是担心我们没钱用，但问题是，他连自己走出去的能力都没有，现在的他每次走路都左摇右晃的，很危险。"

　　看着愁眉苦脸的余小姐，我相信这是个感情深厚的家庭。儿女担心老父亲跌倒，老父亲怕儿女没钱用，所以爱一直都在。只是因为家庭经济状况不稳定，父亲担心不已。所以，**改变的不是老人家，而是被经济状况影响的家庭整体氛围。**

　　家属也曾试着增加余爷爷的安全感，于是在老人家抱怨家人都把他的钱拿走了时，儿女们会想办法拿点钱给老父亲，希望借此传递"请您别担心，也不要想出门找工作，我们还有钱用"的信息。

　　可是父亲认定了家里有经济困难，加上家里的确并不是非常宽裕，再怎样努力改变，总会捉襟见肘。气氛虽然非常隐晦，但是余爷爷是很敏感的。失智的余爷爷其实不是很听得懂很细致的事，也不是很会表达，但余爷爷是真的能感觉到，所以他才会对金钱斤斤计较。

家庭经济上的困难，不是短时间内可以得到解决的，打消走路不稳的余爷爷出门工作的想法才是当务之急。

✳ 余爷爷虽然生病，但仍感受到家人的焦虑，因此想尽一己之力

我建议家属正面安抚余爷爷："想找工作是可以的，只是今天太晚了，我们明天就出去找。"没想到，此举效果不彰，反倒让余爷爷整天都念叨着找工作一事。

于是，我建议家属再换个方法说："今天是放假日，大家都休息，我们等假日过后，再出去找工作。"

一开始，余爷爷能接受，但很快地，余爷爷变得更执着："假日才要去工作！你们不知道假日的薪资会加倍吗？"

家属只能走一步算一步，努力阻止老人家出门。

我想这个家庭的症结，其实不在老父亲身上。余爷爷的确是生病了，失智症也的确造成余爷爷的判断能力不佳，但真正的关键是儿女们改变了。因为儿女们在经济上有压力，让家庭中充斥着焦虑的气氛，而余爷爷感受到了，儿女们又没能让他安心。

光想阻止余爷爷出门找工作是没有效的。因为老人家心中体会到的是："家里一定是缺钱，却不想让我知道。我要努力让家人的生活过得好。"余爷爷还是那个一心想让儿女衣食无忧的父亲。他只是不知道现在的自己，已经无法做到了。

※　※　※

类似的家庭故事，持续在我的诊间上演着。

对不理解的人来说，生病后的老人家变得不可理喻了，但对看得懂的人来说，他没变，他一直都在用他自己的方式爱着家人，只是他的表现方式不是那么适当，家人间又没有好好地沟通。基于爱而做的决定，很多时候反倒带来误解。误解造成家人在情感上出现更大的摩擦。

所以，每当家属抱怨疾病造成患者的个性改变时，我总先劝大家冷静想想，是不是有什么因素被忽略了。

或许老人家没变，而是我们的改变连带影响了他，只是我们不自知罢了。而即使老人家有了变化，也不需要太过焦虑，我相信只要爱还在，家人彼此还能相互关心，那么，就没有什么问题是无法解决的。

※　※　※

医生的交代
如何与有金钱焦虑的父母相处

❶　不知道大家有没有想过，钱除了是钱之外，它还代表着什么。在我小时候，我总想着赶快长大赚钱，这样就可以独立，所以，钱代表的不只是钱。

❷　如果自己一个人想不出来如何让爸爸有安全感，不妨把家人找来一起思考：从小到大，除了金钱之外，什么是让爸爸最

有安全感的，也就是什么是能让爸爸觉得自己还是一家之主以及最被尊重的？

❸　假如什么都想不起来，那么，我们不妨依照这样的步骤试试看。

每天早上都跟爸妈打招呼，聊一下自己今天的计划，同时也听听爸妈今天打算做什么。

每天晚上回家后，也跟爸妈聊一下今天发生的重要事情，或是选一件事情来与爸妈聊聊，让他们感受到你们之间仍有亲密互动。

睡前来点亲密时光。例如，谢谢爸妈生了你，让你来到这个世界，还有因为他们，你才有这个可以为你遮风避雨的家。

❹　假如不需要金钱来刷存在感，以及有身为父母的骄傲，也许父母就不需要用金钱来找回身为一家之主的尊严。

❺　被爱与被感谢，没有人会嫌多。

10

盲点

"他这么难搞，一定是失智的关系！"

一个不经意的眼神、一句听似开玩笑的
话，都可能在患者心中留下伤痕

随着台湾社会高龄化现象日益凸显，与失智症相关的课程和活动日渐增多。正因为有那么多出席的机会，所以我接受民众提问也是理所当然的事。

不过，随着被提问次数的增多，我也发现，不管在哪里举办，不论我说过多少次，现场民众的提问，总会有基本的问题，其中之一就是："我要如何说服我的爸爸（或妈妈）去让医生检查是不是有失智症迹象？"

民众会提到这个问题其实一点都不令人意外，因为所有的演讲者都会苦口婆心地告诉大家对于失智症就是要提早诊断。一旦提早确认了，就可以让患者（或者疑似的患者）开始参与延缓退化的活动等。

坦白说，过去的我也是这样告诉大家的，但这几年来，对催促民众提早诊断这件事，我开始犹豫了。

为什么呢？我来分享一个患者的故事吧。

黄小姐带着黄阿公来看记忆门诊。黄小姐是在偶然的情况下，听到倡导提早诊断失智症的健康讲座，她越听越觉得黄阿公应该有症状，于是好说歹说，带着黄阿公到医院来就诊。

检查后，我也发现黄阿公有记忆力减退的状况，于是将他列入规律回诊追踪的名单中。出乎我意料的是，黄阿公记忆力的退化速度快得超乎预期。他整个人很明显地变得沉默，且没有元气。

因为主要是黄小姐陪着黄阿公来看诊，于是，我从黄小姐这段时间告诉我的话中来抓取线索。

✤ "这不是我一个人的阿公啊！"

刚开始，黄小姐告诉我："陈医师，我觉得阿公好像的确变得稳定多了。"但很快就变成："陈医师，我觉得阿公记忆力明明退化了，可是家里其他人都说没有。""陈医师，我能不能带舅舅和阿嬷一起来门诊听你讲？这样是不是可以帮助他们理解病情和学习如何照顾阿公？"

接着，黄小姐变得很受挫："陈医师，为什么只有我在乎，其他家人都不相信我？"之后，黄小姐用自暴自弃的语气说："陈医师，家人说阿公记忆力好像已经退化得很严重了。我猜怎么努力都没办法了吧？"黄小姐最后语气中甚至带着愤怒："这不是我一个人的阿公啊！"

黄小姐可能是整个家中最关心黄阿公的那个人，她自一开始就基于对黄阿公满满的爱，才会带着老人家来医院做检查。在黄阿公确诊失智症后，也陪着黄阿公定期回诊，并满怀热忱地想通过照顾来延缓黄阿公记忆力的退化。所以，若有人要说黄小姐对黄阿公不够好，我一定第一个出来抗议。

可是，黄阿公记忆力的退化和黄小姐的丧气的确是事实，这些现象，又是怎么造成的呢？

✻ 除了主要照顾者，其余的家人反而无意中造成了伤害

　　我很快地找到了答案。黄小姐是热心照顾失智症患者的家属，但这个家出现的问题，也正是因为这一点。

　　因为这几年来，在这个家里只有她学着认识疾病和学习照顾方法。可能是其他家人太忙了，也可能是他们觉得有黄小姐热心处理阿公的事情，自己只要从旁协助就好。

　　但再怎么懂照顾，黄小姐还是要工作。黄小姐每天可以陪着黄阿公的时间大概就是一两个小时，可以说一天当中大部分的时间，黄阿公是由其他人陪伴与照顾的，而他们当中的大部分人对于这个疾病的认识还是懵懵懂懂的。

　　于是，照顾不佳的状况就出现了。例如，黄小姐曾描述她下班后踏入家门，正好听见阿嬷在骂黄阿公笨。

　　黄小姐说：“陈医生啊，我阿公以前当过里长呢！他哪里笨？那天，阿嬷骂阿公好笨，原来是阿公在洗衣服时出了点小差错，结果阿嬷就一直骂他。后来阿公就不再帮忙洗衣服了。”

　　她苦笑着说：“阿公其实还可以扫扫地、帮忙整理家务，可是阿嬷一旦觉得他没做好就骂他。有时候阿公想帮忙，还没有动手，阿嬷就开始说他什么事都做不好。结果一天中的大部分时间，阿公就是在沙发上坐着，人变得越来越沉默。”

　　听到这里，我也长长地叹了口气。

　　失智的黄阿公说：“我觉得自己是一个不被尊重的人。”

黄阿公安静地坐在一旁，看着眉头紧锁的孙女和我。

我问黄阿公："阿公，你知道怎么用洗衣机吗？"

他回答："把衣服一件一件放进去，加上洗衣液，然后按'开始'。"

我精神振奋了一点："很棒！这个顺序很正确啊。阿公，你要不要回家后，再尝试做做家务？"

黄阿公的眼神充满无奈，说："陈医生，我跟你说，前几天，我太太叫我拿一些抄写的书籍到社区据点去，我就搬了一百本过去。可是搬去后，社区据点的人说没有空间可以放，请我拿回家。其实，那当下我真的不知道该怎么办。我太太很凶，如果我拿回家，一定会被骂，可是不拿回家，社区据点的人又说量太多，没有空间放。我觉得自己是一个不被尊重的人。"

说着说着，黄阿公的眼睛里都有雾气了。我忍不住跟着一起心酸。

✳ 对失智症患者的歧视

其实，我知道黄阿公的左邻右舍会在他背后窃窃私语："里长怎么会得这种病？以前是那么利落的一个人。唉，是不是哪里有毛病才会这样？"表面上听起来，大家好像很同情他，但实际上，这是一种怜悯和不友善的态度。

从说话者的角度来看，这是说者无心，可是，对身为患者的当事人来说，听到的每一个字，都像是在心头上扎了一根根刺。

仿佛大家都在说："你不行了。""你一定是哪里不好，才会变成这样。"这不正是对失智症患者的歧视吗？

黄阿公并没有否认自己生病了。他为了延缓退化，也愿意到社区据点参加活动，可是他真的喜欢这些活动吗？

他说："我喜欢玩游戏和做运动，就是不喜欢画画。可是，在社区据点里大家都要一起做一样的事情，所以每次上画画课，我就会放空。可是身旁的人不接受我放空，会一直鼓励我参与，但我就是不喜欢啊！我不是不会画，就只是不想、不喜欢画，为什么就要被说是一个不合群的人呢？"

据我的了解，在黄阿公家所在的社区据点里，长辈们主要是女性，只有他和另一位长辈是男性，平常还可以互相做伴，但当另一位男性长辈没出席时，当天，他的参与程度就更低了。想想黄阿公的无奈，我都能感受到他心头的压力。

说起来，这就是失智症患者常遭遇到的现象。因此，这些年来，我对是不是一定要催促儿女们带着父母到医院做认知测验这件事，变得迟疑了。

❋ 失智症患者面对不友善的照顾环境

当然，提早发现、提早应对是通则，我绝不反对。可是，若提早确诊的患者，面对的是不友善的照顾环境，对他们来说，不是一种更大的伤害吗？

以黄阿公为例，在家里的他，遭遇到家人们的冷漠态度和言词。出了家门，到社区据点参加活动，社区据点本该帮助他维持人际互动、延缓退化，却因为工作人员希望大家一起做，而让"热切"变成"压力"。

黄阿公左右为难，哪里都逃不了。更糟的是，大家都觉得是他有问题。

"他这么难搞，一定是失智的关系！"我猜黄阿公身旁的人多多少少都曾流露出这样的态度，即使不说出口。虽然阿公的确是确诊患者，但他又怎么可能看不出来、感受不到呢？

于是，每当被问到要怎么鼓励长辈去看医生时，我更想问的是："你们准备好了吗？家里的人都知道怎么照顾失智症患者了吗？身旁的亲友和邻居、社会环境都准备好以正确的方式和患者相处了吗？"

如果没有把握准备好家庭和社会环境，即使患者确诊了，又能怎么样呢？往往只是带给他们更大的伤害啊。

✳ 我们都该学习，当面对失智症患者时，以正确的态度对待

我不是要对失智筛检喊停，我想强调的是，在推广失智筛检的同时，我们更该教育患者身旁的人，都要以正确的态度来面对。

例如，黄阿公不喜欢画画，那么，为什么我们不能尊重他的意愿呢？他若选择在教室的角落，做自己喜欢的活动，也是一种

延缓退化的方法。若他在以女性为主的教室中感到形单影只，那么，大家可以事先协调好，让他对哪天另一位男性长辈不出席有心理准备，以降低他的排斥感。

回到家里，家人们更应该理解最亲近的人，否则有时会带来最大的杀伤力。一个不经意的眼神、一句听似开玩笑的话都可能在患者的心中留下永远的伤痕。即使是一开始基于善意的那种"他失智了，难怪做不好，那么不要让他做了"的想法，到后来也可能使患者自暴自弃："反正我怎么做都被骂，那么我干脆都不要做！"

对患者来说，有时候"关心爱护"和"怜悯嫌弃"的界限是很模糊的。所以对照顾者来说，需要理解怎么去把握日常应对上该有的分寸。这的确是个大学问，我想，只要我们随时提醒自己要尊重患者，大概就错不到哪里去。

※　※　※

的确，失智症是一种疾病。这种疾病会造成患者的功能退化。但我们依然要尊重他们身为人的自主意愿，并不是他确诊了，就马上变成另一个人。确诊前，大家都还会问他想做什么、想吃什么，可是一旦确诊了就什么都不让他决定了。一旦出错，就自动把原因归结为一定是受到疾病的影响，这样的生活过起来真的太辛苦了。

所以，**正确的失智照顾，往往是比正确的失智筛检更重要的事**。

※　※　※

医生的交代
如何与功能刚开始退化的长辈互动

❶ 一位长辈曾说："疾病诊断就只是诊断，我还是我。"若长辈被诊断出疾病，那么作为子女的我们，不能只看到疾病，还应该要看到长辈这个人，更要顾虑长辈的心情。

❷ 子女别上网搜寻一堆与疾病相关的症状，然后开始妄自将长辈生活的每种表现与疾病相关症状进行配对，这样长辈会觉得好像一直在被贴标签，他们心里会很不舒服。

❸ 为何有这么多长辈拒绝就医呢？因为就医后，可能会让长辈变成"病人"。特别是若被诊断出认知功能开始退化，但他们其实仍有自己的想法，也有感情，更有想保护家人的意志，这些却容易被忽视。所以，只有努力维持我们与长辈原本的互动模式（也就是尊重及聆听他们的想法），才不会让长辈害怕持续就医。

❹ 如果不知道应该如何互动，就先维持着过去习惯的互动方式，但可以把生活中发生的奇怪互动写下来，再私下询问医师、护理师。最大的原则是，在不伤害父母尊严的情况下，微微调整与父母的互动方式。

盲点

住院的奶奶想下床走一下，就被警告：

"不行" "很危险"

尊重患者的自主性，
是照顾者重要的功课

巡查病房是一个医师每天例行的工作，踏入病房后会见到家属与患者的状况，而且每天都不一样。

那天，我一进入李奶奶的病房，就听到看护的抱怨："陈医师，奶奶不乖。她大便后想要自己擦，但总是搞得自己的双手都是大便。"

看护进一步解释："陈医师，奶奶的双脚有状况。为了安全，我都不敢让她走路，最多只让她在床边坐着。要大、小便时，就让她在床上解决，然后我再帮她整理。"

看护不是不关心奶奶的，因为她担心地问我："陈医师，阿嬷今年都86岁了。她出院后回家，是要自己一个人生活的，你可以建议让她请个外籍看护来照顾吗？"

于是，我转头看看家属，家属立刻附和看护的话："我妈妈的双脚真的有状况，看护说下床走路很危险，所以出院后，我看的确需要有个外籍看护，妈妈才能被好好照顾。"

看护和家属的话听起来意思是，老奶奶似乎只能躺卧在床上，顶多坐在床沿边踢踢脚，一天当中的饮食和排泄问题都需要在床上解决。

❁ 奶奶的真实心情

但真实状况真的是这样吗？于是，我转头问当事人："奶奶，你自己怎么想？"

奶奶很认真地回答："我想自己生活，不要什么事情都让别人帮我做好。如果我出院了，需要请个外籍看护，那是因为我没跟孩子们住，他们不放心我一个人在家。这样的担心，我懂。"

奶奶语气一转："虽然我的脚有点问题，但没住院前，我还不是自己一个人生活？这次是摔倒后有点头晕，就被送来住院。一住院，大家就说我只能一直躺在床上。我想下床走一下，就被警告说'不行''很危险'。"

听完患者、家属和看护三方的话，我心里就有数了。

🍁 "你不准再禁止奶奶下床！奶奶她自己做得到！"

不论是从现实状况来看，还是以患者的本身意愿来评估，奶奶出院后的生活基本上还是要靠她自己一个人的，而现阶段还在住院，医疗处置的最主要目标应该是协助奶奶出院后能独自生活。

于是，我开了医嘱，请物理治疗师来协助评估以及进行床边复健，接着请负责出院准备服务的个案管理师协助安排返家事宜。

本来想这样的安排应该没问题了。但有天我经过奶奶的病房门口，却意外听见房内传出物理治疗师非常大声又严厉地斥责看护的话语："你不准再禁止奶奶下床！我正在教她怎样安全地下床走路。"物理治疗师加重语气，一个字一个字地说："奶奶她自己做得到！"

听到物理治疗师近乎怒不可遏的声音，我深有同感。

✾ 什么都不做，反倒让奶奶身体退化了

的确，奶奶住院后各项检查的数值全都正常，所以她真的只是意外在家中摔了一跤，受惊吓后有点晕眩，再加上年纪大了，感觉腿部有点退化，但除此之外，没什么大问题，真的不需要看护和家属在旁限制这个、管制那个。什么都不做，反倒让奶奶身体退化了。

再说，即使在住院期间都不下床活动，奶奶回家后是需要独自生活的，难道她还能一直不走、不动吗？幸好有医疗团队的坚持，努力帮助奶奶做好出院后能独自生活的准备，于是奶奶顺利出院了，也依照她的心愿，回到屏东老家，过独立自主的生活。

✾ 我们因为害怕而限制长辈的能力

每当有这样的例子发生时，我总会感慨良久。

因为我一次又一次地见到在照顾老人家的过程中，大家轻易地以为他们老了，所以认为很多事情他们都不可能做，或最好不要做。

但这真的是最好的方式吗？我们有没有想过，他们还有许多可能性，还有许多事情是他们可以自己独立进行的。即使年纪大

了点，也不代表身体各部位全都罢工了。为什么我们要因为害怕而主动限制他们的能力呢？

再说，**年长者也是人，跟所有人一样，都有自己喜好的生活方式以及每天想做的事情**，所以我们能不能在照顾他们的同时，也记得要尊重他们想独立自主生活的心愿呢？

我们可以设身处地地想想，如今儿女婚后都喜欢搬离老家，自组小家庭，这样的安排多半和婚后不喜欢与长辈同住的心情有关，因为总觉得一起住会被长辈管东管西。问题是，这样的心情难道只有儿女独有吗？独居已久的老妈妈在乡下住了十几年，可能已有习惯的生活圈和生活方式，屋内大小摆设，也都能按照自己的心意使用。对长辈来说，改住到子女家中，好处是有人陪伴，但或许考虑两代人之间有不同的生活习惯以及因之带来的种种顾虑和压力，长辈可能更不想放弃独居的自由呢？

✳ 床上的棉被动了一下

其实，这样的心态不只年长者独有，我在另一名患者黄小姐的身上也看见了。

黄小姐48岁，是智力障碍者。那天，我走到她病床边，见到她把自己紧紧地包在棉被里面，拒绝和任何人说话。

我问："怎么了？"黄小姐的姐姐向我解释，他们感觉这次住院后，妹妹身体退化得很严重，所以家属想安排她从家里搬到安养机构居住。

家属进一步解释："听了加护病房医师的说明，我妹妹这次生病后，会遭遇好多难处理的状况，而且在我们看来，她的确也没有恢复到过去的样子。你看她整天躺在床上，完全没有斗志。最近状况更严重了，你看她都把自己包在被子里面不出来了。"

"那么，过去的她是什么样子的呢？"我问。

黄小姐的姐姐说："她智力发育不全，还有癫痫的状况，需要维持固定看诊。虽然无法工作，但是平常生活都可以自理。她很爱笑，喜欢吃麦当劳，白天我们送她去教养院上课，晚上接她回家。"

我又问："那么，她最近发生过什么事吗？"

黄小姐的姐姐说："上个月，她频繁腹痛，所以我们决定让医生把她的胆结石拿掉，手术也顺利，但回家后不到14天就发作了癫痫，我们赶快送她去家附近的医院急诊，却被拒收，于是赶紧转来你们医院。可是一到医院，就被通知入住加护病房。医疗人员告诉我们这样的癫痫发作之后，脑部会受伤，认知功能只会更退化，然后我们眼前的妹妹就和之前的样子有很大的不同了。"

在黄小姐的姐姐忧心忡忡地讲述的过程中，我发现床上的棉被动了一下，一只耳朵悄悄地露了出来，偷听我们的对话。

我笑了一下，不着痕迹地指给这位姐姐看，接着提高音量说："那么，是不是没生病了，妹妹就可以回家了？她就不用到其他地方去住了？"

黄小姐的姐姐说："如果状况跟过去一样，她当然可以回家，继续去她喜欢的学校上课。"

听到这里，我看见裹得紧紧的棉被松动了。于是，我走上前去拉开被子，黄小姐睁着亮晶晶的眼睛看我，我好言好语地问她："如果你哪天恢复了，我们就哪天晚上吃麦当劳，后天回家，好吗？"黄小姐大力地点头。

🍁 她感觉自己要被遗弃了，所以才会没斗志地躺在床上

隔天早上，当我再踏入病房时，黄小姐已经自己进入浴室洗澡了。再过了一天后，我就签署同意书，让她们回家了。

不过，在出院前，我把黄小姐的姐姐拉到病房外，私下交代她："其实啊，你妹妹是懂得的。她感觉自己要被遗弃了，所以才会完全没有斗志地躺在床上，一动都不动。对她来说，急诊住院，甚至进入加护病房被隔离，都让她心里感到很恐惧。等好不容易撑过了这段时间，终于转移到一般病房，感觉稳定了一点，但这时候听到的消息却不是'回家'。身旁没有人注意到她的感受，她应该是非常惶恐、害怕的。"

我停顿了一下，说："以后不论妹妹有什么变化，你们都要好好地跟她说明和讨论，好吗？"

※　※　※

我想年纪不是需要照顾的单一决定因素。不论年龄大小、生理功能如何，我们都是人，都有自己的意志。所以若有人没有询问我们的意愿，没有问过我们的感受，就擅自决定我们该被如何

照顾、出院后要去哪里，那么，即使是出于善意，应该也不会被我们欣然接受。

让我们在照顾时秉持善念，将心比心，同时也要维持对个体的尊重。

我时时提醒自己要尊重眼前人，不论年龄大小和智力程度。只要是人，依照自己想要过的方式生活，就是一种基本人权。

※　※　※

医生的交代
照护新观念——自立生活

❶　自立生活就是摆脱鼻胃管、导尿管，甚至尿布的生活。

❷　孩童期，我们努力地想要自立生活。成年后，我们却努力让长辈依赖我们？为了安全，把长辈绑在床上？

❸　生活本来就有风险，孩子会跌倒，成年的你、我，也会跌倒。不能因为怕他们跌倒，就不让他们走路，将其绑在床上。

❹　自立生活就是要教会长辈如何自己安全地吃饭、走路、上厕所等。

❺　自立生活的诀窍就是要认真训练。勤做健口操，多走路、起立等。生活的点点滴滴都算是运动，甚至认真喝水之后常常上厕所，也是一种运动。

❻　最重要的是，我们要相信长辈可以自己做好，不要轻易出手帮忙。

❼　长辈相信自己的日常生活可以靠自己之后，也会有面对与处理复杂事物的能力。

12

盲点

"医生，有没有药物可以让妈妈吃了后，

不会去偷吃别人的食物呢？"

▲

**不要用刻板印象看待长辈，
家属细心观察后再确认才是双赢的照顾**

照顾失智长辈真的不容易。许多长辈入住养护中心，靠专人照顾，但这并不代表家属对家人的关心就少了，或从此以后就能对照顾工作撒手不管了。

更多的时候，**反倒是家属需要用到自己从小到大对父母的认识**，并且依照他们的喜好来与新的照顾者进行良好的沟通，这样才能帮助自己的爸妈在陌生的地方获得更好的照顾。

✹ 养护中心的联系单仅供参考

我们都知道住在养护机构的长辈回到医院返诊时，常常会带着一张机构观察到长辈最近状况的重要沟通记录单，给医院门诊的医师作为看病的参考。

王奶奶的儿子带着王奶奶和联系单返诊时，我看到他看着联系单上面关于妈妈的评语一直摇头。于是，他就频频地嘱咐我，不要把养护中心联系单上所写的内容太当真，因为他知道虽然联系单上是那样写的，但王奶奶出现问题的频率顶多每个月一次，请我不要为此就对王奶奶有刻板的印象，并且因为这样的记录就使用一些让她变乖、变安静的药物。

他这般正向思考的态度让我赞叹不已，我更欣赏的是他懂得站在长辈的立场上去思考什么才是正确的照顾方式。

✳ 在养护中心的妈妈，偷吃别人的食物

可惜，很多时候来到我面前的家属多半带着焦虑。例如，陈小姐就要求："医师，有没有药物可以让妈妈吃了后，就不会去偷吃别人的食物呢？妈妈住的安养中心的工作人员向我抱怨很久了。他们说妈妈一走过去就顺手把其他长辈的东西拿起来吃。"

我马上称赞道："陈妈妈食欲很好啊，不错呢！"

陈小姐苦笑道："医师，你搞错重点了。"

我半认真半开玩笑地说："这是重点啊。长辈能有好的食欲很难得。你看养护中心内有那么多不想吃、吃不动的老人家。"

陈小姐无可奈何地说："是，没错，可是我妈妈是偷吃别人的东西，在机构工作人员的眼里，就是不对的，这让他们觉得很困扰啊。"

我说："我能理解。可是看到老人家这么有精神，不仅把自己的分量吃完，还能自由自在地到处走动，去拿别人的食物来吃，不也是值得开心的事吗？若是心情不好或身体不健康的人，即使硬要他们吃，他们还吃不下呢。"

听到我这样讲，本来眉头深锁的陈小姐，忍不住笑出来。

✳ 安养中心的做法是为了便于管理，但不一定是对的

我继续开导她："你想想住在安养中心里的长辈们的模

样，难道是每个人都有能力健步如飞地到处走、乱拿别人的东西吗？"

陈小姐边回想边说："不是。中心内的大部分老人家面无表情、食欲不振，走起路来左摇右晃，也没有力气乱拿别人的东西。"

我说："那么，你懂我的意思了。我们要先欣赏你妈妈还保有的能力，之后再来看安养中心联系单上写的内容。"

陈小姐拿起联系单来读："机构希望我们能想办法，让妈妈不要到处走，不要拿别人的东西吃。"

我叹气后说："这样真的好吗？强制要求长辈不能到处走动。有想吃的东西，却连多吃一份都不可以。大家只抱怨你妈妈会拿别人的点心来吃，可是没有人问她是不是因为没吃饱，或者太喜欢吃，所以还想多吃一份。住机构不代表每个人就只能被限制在规定的范围内行走、吃固定的分量，多走一步或多吃一口就犯规了，不是吗？"

说到这里，我干脆直接问陈妈妈："看来你喜欢吃蛋糕？"

陈妈妈用力点头："我好喜欢蛋糕。"

我对陈小姐说："现在懂了吧？你再回想一下机构的长辈们，他们大多是很有活力的样子吗？还是睡醒后，吃机构规定分量的食物，但很多时候甚至吃不完？你常看见他们的笑容吗？"

陈小姐听懂我要传达的意思了，说："医生，你说得没错。长辈们多半面无表情，长久下来，也搞得我糊里糊涂地以为这样才是常态。现在我才想通了机构的工作人员希望我妈妈和其他长辈做一样的事，不见得是对的。"

我进一步提醒她："你妈妈很瘦呢。若是天天都把别人的份吃下去了，还能这么瘦吗？"

陈小姐脸上露出了恍然大悟的表情，我趁机告诉她李爷爷的故事。

🍁 生病了，所以什么都做不好？！

李爷爷的性格老实，话不多。退休后的他就安稳地待在家中，李奶奶请他扫地，他就扫地；请他洗衣服，他就洗衣服；请他买东西，他就去买东西。他不会主动抢事情做，但对老伴交代的任务都能好好完成。

后来李爷爷生病了。失智症让他的记忆力变差，完成事情的能力多少受到点影响。急性子的李奶奶开骂了："怎么这么简单的事都做不好？算了，你都别做了，反正也做不好。"

当李爷爷来回诊时，很委屈地对我说："其实，我是很听太太话的人，但我不太会说话。我老婆叫我做，我就做，说我笨，不让我做，我也就不做了。我都听她的，她还是一直抱怨，我都不知道到底该怎么做了。"

我想这对老夫妻的问题关键不是在生病上，更准确地说，应该是在长年以来夫妻间男主外女主内的分工方式上。

李爷爷自年轻时起就很少做家务。退休后的他，一来不熟练，二来在老伴心中已有既定印象："先生都不帮忙做家务，他是什么家务都做不好的人。"后来加上爷爷生病这件事，放大了奶奶心中的刻板印象，于是，她认定了老伴就是什么都不会的人。

其实认真分析下来，李爷爷并非什么都不会，他只是无所适从。生病的确造成他的能力降低，但还远不到无法执行的地步。

口拙的李爷爷很无奈，做也不对，不做也不对。似乎一被认定为"生病了，所以什么都做不好"，李爷爷就变成太太眼中只顾吃喝，什么都帮不上忙的大老爷了。

这样的对待方式，自然造成李爷爷心头上的压力，他的情绪也变得不好。我更担心被安上刻板印象的他，从此对于家务参与变得意兴阑珊，那不就导致能力退化得更快了吗？

✳ 长辈是照顾计划中最需要被考量的

所以，当我们照顾长辈时，要提醒自己放开心胸，多站在他们的角度去看事情，不要因为别人的看法就认定长辈是有问题的。

正如机构会给家属写联系单，单上的内容代表他们对长辈的看法，但他们的看法不见得就是长辈的想法，有时候，甚至不见得都是正确的，家属不需要马上就因此而限制长辈的行动。

我明白家属将长辈送往机构照顾，会怕长辈给照顾人员带来困扰，这一想法是正常的，但千万不要因为怕给照顾人员带来困扰，就对机构的说法全然接受。

我们要不断提醒自己，长辈才是整个照顾计划中最核心的那个人。如果光为了照顾方便而造成长辈的不愉快，那不就本末倒置了吗？

※　　※　　※

以陈妈妈的例子来说，就我看来，每次来回诊的陈妈妈不吵不闹，对各项检查也都能配合，说起来，其实状况算保持得很好的了，所以家属也不需要因为机构写了几句话，就陷入"惨了，我妈妈变得糟糕了"的想象中，甚至因为怕被机构嫌弃而过度紧张到反过来责怪长辈。

要知道长辈居住在机构内，很多时候，都要为了配合群体的作息而限制自己的心意。若家属还不能站在长辈的立场上来思考，为他们发声，那么，长辈在机构中未免也太过委屈了。

我知道家属不容易，当受限于生活上和照顾上的压力，必须把长辈送往养护机构或日照中心等地方时，就跟过往的父母送小孩上幼儿园很类似，为人子女的会因工作人员的某一句抱怨而提心吊胆。但我们要记得，幼儿园老师同一时间要照看那么多小孩子，也很难把每个层面都照顾妥当。

所以机构里的人员会将某件事情记录下来，或许真的是问题行为，但也可能是因为是突然发生的事件而被记录下来，不代表真的频繁发生，更不见得被记录下来了就一定是问题行为。

请家属不要急着以机构的观察角度来看待长辈，最好还是靠**自己先细心观察，并且和长辈讨论后，再来下定论，据此找出解决方法**，这才是真正对长辈和照顾方来说双赢的方式。

※　　※　　※

医生的交代
如何处理爸妈的投诉单

❶ 小时候老师把我们上课的表现记录在联络簿上；长大以后，我们收到的是辅导处的警告单；没想到，我们老的时候，收到的是日照中心（养护中心）的投诉单，其中记录着我们没有好好睡觉、四处乱走等身心各方面所有不美好的表现。

❷ 如果长辈看得懂，也听得懂，那么他们会怎么想？可以先换位思考，如果换成是我们被投诉，然后听着医师跟儿女说着自己的千般不是，不知道我们心里是否会百感交集。

更惨的是，当医师与孩子只是因为看了记录就无情地判断自己有问题，让我们连申诉的机会都没有时，我们会不会感到很绝望？

❸ 每一个特殊事件都不应该没经过详细了解就直接下结论。我们可以这样做：

①询问特殊的行为发生在什么时候，那时候长辈有没有睡饱、有没有吃饱、有没有发生任何令他不适应的生活中的变动。

②询问特殊的行为是整个月只发生一次，还是每天都有这样的状况。

③请个假，让父母回家住几天，让我们自己也观察一下父母的状况。

❹ 只要父母还能开口说，都应该要听听父母怎么说。

为让家人来看她，阿嬷要求挂鼻胃管，

却弄假成真，身体愈来愈退化

▲

谁拥有解开长期照顾枷锁的钥匙？
患者的心态最为关键

我是从事居家医疗服务的医师，因为长年累月地到宅看诊，对病患家庭的认识，自然深刻多了。

✳ 阿嬷的苦情戏

那天到访的阿嬷是我熟悉的老病患之一。她一辈子都是家庭中的主轴人物，就像管理一家公司一般，管理家中所有人的生活起居和他们在成长过程中的大小事，可以说她是这个家庭的重心。从一方面来说，发号施令，让她忙得团团转，但从另一方面来说，也让她成为众人注目的焦点，她得到了众星拱月般的关注度。

几十年过去了，小孩会长大，父母会变老，这个家庭的孩子们开始成家立业，各自组成小家庭。当初被称为"妈妈"的家中主心骨，开始变成大家口中的"阿嬷"了。同时，随着孙子们一个接一个出生，下一代开始成为大家关注的焦点。

阿嬷年纪大了，身体健康开始走下坡路，逐渐过上了看病和养病轮替的老年生活。她的先生和儿女们非常关心她，总陪着她在不同的医院奔波。

但阿嬷每回看完病后，就要来一出苦情戏，念叨着自己身体好虚弱，大家怎么不多关心她之类的话语。

我是在做居家医疗服务的过程中认识阿嬷的。一开始，我看见阿嬷脸上挂了条鼻胃管，理论上，只有需要协助进食的病患才需要这样的处置，但在我家访的过程中，我发现阿嬷说起话来滔滔不绝、元气十足。

我评估后，认为应该可以移除鼻胃管，让阿嬷自行由口进食。毕竟插上鼻胃管和灌食，都不是让人多舒服的事情。

没想到，我的提议被拒绝了。

❋ 阿嬷是刻意挂上鼻胃管的？！

阿嬷摇头，说："这样插着，可以的。"

阿嬷的举动完全颠覆我的经验。过往，我只见过被强制插上鼻胃管后，急着要拔除的患者（甚至还不得不出手约束）。

眼前的阿嬷，是我遇到的第一个听到要拔除鼻胃管而满心不乐意的患者。

这是怎么一回事呢？一头雾水的我转头看看站在一旁的家属。

家属将我带到一旁，悄悄地对我说："陈医师，我妈妈觉得插上这条管子后，大家都会来关心她，所以怎样都不愿意被拔掉鼻胃管。她就是希望我们像吃三餐一样准时又规律地来看她。"

听到这样的话，再回想阿嬷的过往人生。我恍然大悟，眼前这个老人家是在"讨爱"啊！

那么，能不能直接让阿嬷感受到被爱，而不是靠挂着鼻胃管来"讨爱"呢？

面对我的提议，家属还是摇摇头："妈妈觉得鼻胃管就是她最好的护身符。因为只要身上有明显的管路，就证明她需要被大家照顾和呵护。"

听到这样的回答，本想为阿嬷安排做吞咽训练以及语言治疗的我，只好默默将想法吞进肚子里。

✤ 阿嬷刻意含着口水说话？

于是，阿嬷继续挂着鼻胃管，我每隔一段时间就通过居家医疗服务去家中看她

但近来我发现她的状况有异，阿嬷讲话愈来愈不清楚。本来口齿清晰的老人家，现在讲起话来就像有口水卡在喉咙里。

我问家属这是怎么了。

家属无奈地叹口气，说："我妈妈发现只要她有口齿不清的表现，我们就会在她身旁，耐心地重复问，直到终于弄清楚她的意思为止。如此一来，我们待在她身旁的时间就会久一点，所以她就开始含着口水说话了。"

我又讶异又担心，问："真的不是因为吞咽困难吗？"

家属要我安心，"陈医师，我们试过了，只要我们放话说：'你说的，我听不懂。你再不把口水吞下去，把话说清楚，我就要走了。'听到这样的话，我妈妈马上就恢复到口齿清晰的状态了。"

看着眼前的家属因为照顾阿嬷而疲倦万分，阿嬷却有意无意

地让自己持续衰退下去，我也心急了。

此时，我想起他们家中另一位长辈的状况："你爸爸还好吗？"

家属回答："陈医师，你真是问对了！有一阵子，我妈妈总是要求我爸爸待在家里，哪都不能去，就像被她牢牢绑在身边一样。我们发现爸爸开始有忧郁和失眠的迹象，与人的互动反应也变差了，吓得我们赶紧送他去社区据点，与其他老人家一起活动。"

"我们告诉爸爸：'家中的两个老人不能都倒下来。'还好，这样安排之后，爸爸的身心状况改善了不少。只是当白天社区据点的活动结束，晚上回家看到我妈妈的状况后，我爸爸还是会忍不住频频叹气。"

家属的话让我放心了一点，心想至少阿公的状况稳定下来了，所以我们可以专心处理阿嬷的问题。

❋ 阿嬷坚持整天躺在床上

于是，我好言好语地提出建议："阿嬷，你不用每天都躺在床上，其实你可以坐轮椅出门晒太阳，要不然去客厅坐坐，看电视也很好啊。"

对于我的建议，阿嬷只是摇头。

我再换个角度劝说："现在你整天躺在床上，通过广播听别人说话，要不然装台电视在床边，让你看看节目，好不好？"

我期望借此顺水推舟，让阿嬷至少愿意看看电视，接收一些外来信息，或许电视剧会在某个时刻刺激阿嬷，改变她的想法，让她领悟到自己要努力照顾自己。

我最希望阿嬷理解她自己才是最能帮助自己好起来的人。别人的言语与陪伴再怎么好，都没办法帮助她保持健康。

可惜，我又遭到了拒绝。

顽固的阿嬷很坚决地摇头："不用！我躺在床上，等大家来看我就好。"

我只好摸摸鼻子，打了退堂鼓。

❋ "讨爱"的阿嬷，愈来愈让自己身体退化

走出阿嬷的房间后，家属苦笑地说："这也是一种情绪勒索，对吧？"

我也只能叹气道："老人家讨家人的关爱，这种情况也是有的，但一般都是嘴上说说而已，我还是第一次遇到弄假成真，让自己身体愈来愈退化的长辈。"

此时，我看见站在一旁的外籍看护，想到阿嬷这样折腾自己，一定也让看护感到辛苦了，于是问她："你还好吗？"

看护坦白地说："阿嬷就是一直要人扶下床，再躺上去，再下床，后又躺上去，还一直要人带着去厕所，就这些比较辛苦而已。至于阿嬷会含着口水讲话……反正我也听不懂。"

家属忍不住说："我们尽最大的努力来对妈妈好，可是妈妈

这样折磨人，受苦的不只是我们做家属的，也有自国外来台湾当看护的她。"

家属的语气中带有对外籍看护的心疼，但很快地，话锋一转，和我分享秘密："你现在看看护乖乖的，其实啊，她只是在我们面前乖而已。我们知道，背着大家的时候，她会朝妈妈偷偷吐口水，还有几次做出过刺激妈妈的举动，例如，故意在老人家旁边唱歌、跳舞来表示自己很快乐，这就让妈妈更不快乐了。"

我听得瞠目结舌，但也不能说看护妹妹完全是错误的一方。我了解这些行为是她宣泄压力的方式，由此可见，阿嬷"讨爱"的行为，带给身旁的人多大的压力了。

认真说起来，这其中受苦的人，可不是只有家属和看护而已，我相信连阿嬷自己都深受其苦，只是她不自知，也丝毫不想改变现状。

这一切的症结都来自阿嬷，她是唯一能破解这个困局的人，但如果她自己不愿意想通，不但她不快乐，周围的人也只能跟着一起痛苦。

※　※　※

那天，离开阿嬷家前，我再次安慰辛苦的家属。

我祈祷阿嬷终有一天能想通，既帮助她自己，也帮助照顾者们。

在等待的同时，或许我们可以一起从中学习。毕竟长期照顾就像一门全家共同参与、一起成长的课程。当见识到阿嬷造成的困境后，我们更要调整自己的心态，时时警惕自己的健康和快乐都不能仰赖他人的供给，唯有靠自己努力获得。

　　眼前我们可能都无法改变上一代的想法，但因为我们深爱着父母，所以我们愿意尽力陪伴，可是将来我们终有老去的一天，所以我们要提早为自己的晚年做准备，避免给下一代制造困扰。

※　　※　　※

医生的交代
精神与肉体的情绪勒索，受伤最深的其实是自己

❶　用伤害自己的方式来获得注意，往往必须付出高昂的代价，而且最后可能自己受伤了，但还是没有人来爱你。

❷　建议寻求精神科医师或心理师的协助，寻找方法来帮助用自我伤害来进行情绪勒索的长辈。

❸　当情绪勒索发生时，通常会有一个是勒索者，而另一个是被勒索者，但常常两个人都很辛苦，也不快乐。

　　如果被勒索者不懂得求救，我们就要设法减轻伤害，去关心被勒索的长辈。例如，上述案例中的爷爷为了照顾奶奶，灰头土脸，因此，爷爷忧郁又失眠，后来请来了外籍看护，把爷爷送到老人大学去上课、参加旅游团。不开心的奶奶依旧不开心，可是爷爷重新找到生活的快乐，大家也重新在爷爷脸上看到了笑容。

❹　当我们用尽各种照顾方式都无法满足长辈时，最后我们可能心力交瘁，所以我们应该要设定自己能够付出的底线，千万不要使自己的身心也出现状况。

❺　照顾的方式，以"自己能长久这样做都不累"为主要考量与重要方向。

14 盲点

照顾父母要子女公平分摊，

所以李妈妈在3个儿子间过"游牧"生活

▲

长期照顾首要的并不是求公平，
手足分摊需要同心协力和相互体谅

我的父母和祖父母那一辈所生的孩子似乎都不少。在他们那个时代，一个家庭似乎最少也有3个孩子，所以等到他们老了，需要长期被照顾了，通常也能有足够数量的孩子一起轮流照顾他们。

因为自己当上了以高龄者为主要治疗对象的医师，所以难免会注意到家中小孩多的优点。过去的我，多半会站在孩子们的立场上去思考照顾父母这件事情，心想既然有足够的人手，那么，大家最好要轮流照顾。如此一来，大家都有机会表达孝心，同时也能平均分担照顾工作。简单来说，"轮流"几乎就等于"公平"。

后来因为和李妈妈互动而得出的经验，我的想法改变了。

李妈妈本身罹患失智症，她有3个儿子。说起来，也都是好孩子，三兄弟出钱聘了两位台籍看护（其中一位还有护理背景）和一位外籍看护来照顾老母亲，所以李妈妈一天24小时，身旁至少有两位看护。

表面上看来，李妈妈的晚年生活似乎是不用担心的，但更进一步了解后，我发现其中的问题可大了。

✿ 孩子轮流尽孝，李妈妈却失眠

因为李妈妈每在一个地方住满一个月，就必须换一个地方住。她从一个孩子家换到另一个孩子家，就像是在兄弟三人之间过着"游牧"的生活。

还在失智症初期的李妈妈过着辗转迁移的生活，还算可以适应。因为虽是在不同的儿子家之间搬来搬去，可是跟在身旁照顾与陪伴的人，是固定的。

但后来李妈妈开始出现不同的反应。例如，轮到与关系较亲的儿子一起居住时，她常常会去敲儿子的门，想跟儿子说说话。但轮到住在其他两位与他关系没那么亲密的孩子家中时，她多半只是跟着看护们进行日常活动。整天就是起床、吃饭、睡觉。

随着失智症病程的进展，李妈妈在不同孩子家中的表现差异更加明显。只有在她偏爱的儿子家中时，她才会有稳定的日常生活作息和行为表现。

一旦轮到住在其他儿子家中时，李妈妈就变得特别难照顾，不时有情绪上的高低起伏与夜间失眠的状况出现，导致跟着照顾她的台籍看护总会祈求似的看着我问："有没有什么药物，可以让她情绪稳定呢？"

我摇摇头："用药不一定好。照顾失智症患者，让她的生活中有稳定的人、事、物，才是最好的解药。"

停顿了一下后，我忍不住发问："不能让李妈妈一直住在同一个地方吗？"

看护露出为难的神色："这不是孩子们不想出钱的问题，是孩子们想轮流尽孝。"

这样的回答，真是让我啼笑皆非。

🍁 这样的"公平"，真的好吗

回想起来，我与李妈妈的医患关系自开始到现在，也算是有好一段时日了。总是听闻她的儿子们为妈妈做了这个或那个，但我从来没有看到过这位老母亲的3个孝顺儿子来过医院。每次见到的，都是有护理师背景的台籍看护以及外籍看护带着李妈妈来门诊。

我也曾问李妈妈："你好吗？"

就见李妈妈主动拉着台籍护理师的手，说："她对我很好，不能离开我。"

面对这样的场面，我不好多说什么，只能在心底叹气。

我忍不住默默想着，手足之间要求照顾工作要平均分担，这样的"公平"，真的好吗？话说回来，难道李妈妈当年是以丝毫不差的"公平分配"方式来养大3个孩子的吗？

🍁 父母无论怎么努力，都没办法用一样的方式，养大每个孩子

我想到自己家中有4个男孩。我的先生花了很多时间教导第1个孩子读书，等到长子可以自立了，我先生就把时间和精力转移到第2个孩子身上。接下来，轮到第3个孩子读小学了，我先生发现这个孩子挺自觉的，不需要太花心力盯进度，于是，他就把时

间和精力，转回到还需要人叮咛的老二身上。

几年后，轮到最小的儿子了。我发现先生和这个小孩之间的关系颇像朋友。或许是这个孩子真的比较成熟、懂事，也可能是做父亲的养育孩子的经验多了，年纪也大了，更懂得在不同的孩子间需要张弛有度。

以一个母亲的角度来看，我觉得这样的照顾差异很有趣。更有趣的是，有一回一位朋友跟我说了他的观察。那时，这位朋友与我的孩子们之间还称不上认识，他就笃定地断言，在这4个孩子中，只有最小的儿子觉得父亲知识丰富又风趣、好玩，其他3个儿子在面对父亲时都有沉重的压力。

所以，做父母的无论怎么努力，都没办法用一模一样的方式来养大每一个孩子，孩子们也很自然地因为与父母间的不同互动经验和记忆，就产生了不同的看待父母的方式与相处上的差异。

那么，等到父母老了，需要被长期照顾了，我们又怎么能要求所有的孩子用同样的方式、同一套标准来照顾父母呢？

✳ 照顾父母，不同的家庭有不同的分工方式

小陈医师与老陈医师，一样都来自医师家庭，却呈现出完全不同的照护状态，这与他们两家的家庭关系、价值观有很大的不同有关系。

小陈医师是医疗工作者，当他的父亲因前列腺肥大，必须开刀时，他根本忙到无法抽身陪伴，更不要说照料了，做手术时还

是由他的母亲与弟弟在手术室外等候。

事后，他告诉我，他的母亲对他说："你弟弟非常不能理解。你为什么不能一起待在手术室外面等？"他只能叹口气。

因弟弟的经济状况不佳，一直以来，父亲、母亲的经济需求都是由他来满足的，而他们年迈后的医疗需求，例如看病、住院和做手术等相关费用，只要是父亲需要的，小陈医师也都会尽量出钱，让父亲得到更好的照顾。

当我想起这段故事时，我理解有钱出钱，有力出力，但是，兄弟间却不一定能理解出钱的人为何不能也拿出时间来陪伴。我突然对李妈妈家三兄弟要公平分担照顾工作这件事，有了更深一层的体会。

而不同的是，老陈医师的故事，则是在他父亲生病住院后，他们3个兄弟似乎从没特意商量过谁负责出钱，或谁要负责什么。总之，就是谁有时间，就让谁载爸爸去看病；谁想陪爸爸去病房，就自动陪他去。三兄弟也不用知道是由谁拿钱出来，就各自主动地在下次回老家时，拿钱给妈妈，让她去支付各种费用。

老陈医师的妈妈会说："你们都拿钱来，太多了啦。"

但我相信老陈医师的父母心中是开心的。每个孩子都做了自己能做的事情，没有争执和批评。

✳ 女儿的埋怨与不平

当然不是每个家庭都有这样的福气。我曾见过单身未婚的女儿，领着父母来到诊间。看诊后，她先把父母带出诊间，但马上又独自溜回来，跟我说悄悄话："陈医师，我觉得手足之间太不公平了！从我爸确诊失智症到今天，妈妈总是对我弟弟轻描淡写地说：'爸爸生病了，你别担心，我跟姐姐可以照顾他。'可是，真实状况是我们照顾到自己都快倒下了！"

"例如，当我们帮爸爸洗澡时，他常会反抗。有一次，他又打我和妈妈以及外籍看护。我气得把当下他打我们3个人的画面用手机直播给弟弟看。我一边哭，一边希望弟弟来救我们。"

"可是，弟弟看到后问妈妈：'帮爸爸洗澡很辛苦，要帮忙吗？'妈妈居然还是说：'你要工作，赚钱养家很辛苦，加上要照顾两个孩子。你把自己的家庭顾好就好。'所以，我妈妈就只要我每天陪着爸爸、帮爸爸洗澡，陪着她一起挨打，还要我陪他们看门诊、上相关的照顾课程。总之，通通都是我。医生，这是不是重男轻女？我真的觉得很不公平。"

我想了好久后，这样对她说："这一路走来，你爸爸真的好了很多。我知道你辛苦了。照顾这件事，真的没有一定公平的方法。但或许你可以这样想，因为你有照顾爸爸的经验，所以你对人生的看法，会比一般人更开阔、更宽容。同时，你也比一般人更知道'老'是怎么一回事，可以提早为怎么过晚年生活做好准备。这些无形的礼物，都是你弟弟没有获得的！"

※　※　※

我不知道我的话是不是能真正消除家属心中的怒气。但说真的，父母照顾小孩、小孩照顾父母都很类似，没办法百分之百公平对待。

若我们真的因为手足间的情绪而开始计较起"公平"。那么，希望大家都能想一想，当父母离开人世后，我们是不是还要继续当手足呢？如果还是希望彼此是感情好的一家人，可以一起老去、相互扶持，那么，让我们尽可能量力而为、互相体谅。

说起来，长期照顾也是会有终点的。但家人关系才是恒久的，不是吗？

※　※　※

**医生的交代
如何与兄弟姐妹一起照顾父母**

❶　父母在养育孩子时，也并没有给予每个孩子一样多的笑容、耐心，还有时间。

❷　在大家的时间与经济都无虞的情况下，最美好的状态就是父母自己慢慢地变老，而父母各自以不同的方式与不同的孩子互动，孩子之间也不需要比较，各自尽孝。

❸　当兄弟姐妹感情好时，若大哥的房子大，父母就与大哥同住，其他兄弟出钱，或是由其他兄弟陪同就医、负责接送等。每个人以自己力所能及的方式照顾父母。

❹　当孩子之间追求公平时，也可以用平均分配的方式来分担，例如每个人照顾一个月，以轮流的方式来照顾。

但因为是轮流照顾父母，所以**孩子们之间要把父母最近的生**

活习惯、看病用药的状态做一个交接，让下一个负责照顾爸妈的家人可以快速掌握状况。

❺ 当其中一个孩子愿意一直照顾父母时，请其他的孩子给予支持，而不要给予过多的建议。一直被给予建议的照顾者，常常会觉得"你一定觉得我做得不好，才一直教我。不然，你自己来照顾啊"。

其实，生活在固定的环境里且有一个固定的情绪稳定的人照顾、陪伴年老的长辈，对长辈来说是安定且幸福的。

所以，当身边有愿意持续照顾长辈的家人出现时，请好好珍惜，并满足他的需求。

盲点 15

用药绝对不是照顾长辈的第一选择

▲

长辈用药没有标准值，
保证生活质量是最大的前提

老一辈对看医生的印象是看病就要打针、吃药，但我的想法是，能不吃药就尽量不要吃药，因为在我看来，关于疾病照护（包括失智症照护）永远没有所谓的最好的药物，但可以说有最适合的药物。**我就常对患者说："只要是吃了后会让你觉得舒适、有精神的药物，那就是目前最适合你的药物。"**

我的老师常说的道理是："台风天还是会开游艇进医院的病人，他的药物绝对是有效的，因为他坚持要来拿。"

然而，在现实生活中，从来没有一个标准答案。

✿ 唐奶奶暂缓使用糖尿病药物，继续过她80年来习惯的日常生活

老人家的用药，说起来也是个大问题，遇到的状况可以有千百种，让我永远要费心思量。

例如，有一辈子没看过医生，也平平顺顺活到九十几岁，才来到我诊间的老奶奶。老奶奶需要吃药，控制病情，但不论换什么药物，她都吃不习惯，身体和心理的反应都不佳；相反地，也有病情根本不到需要用药的地步的年长者，对于自己的健康变化很敏感，一有风吹草动，就嚷着要吃药才会心安。

近期让我印象深刻的是唐奶奶。唐奶奶初次来到我的诊间，是因为有身体退化状况。因此，我们请她先做全身检查，好对症下药。

　　在看诊过程中，我发现原来唐奶奶有糖尿病，平均血糖值在400左右。加上唐奶奶有失智状况，所以就更需要认真控制包括糖尿病在内的慢性病发展，这样才能延缓身体退化。

　　于是，我开了用于治疗糖尿病的药物，请唐奶奶服用。

　　一周后，唐奶奶的儿子小唐先生回报状况："我妈吃药后，变得很没有精神。我看就别吃药了，反正她一辈子都没吃药，也活到80岁啦。"

　　作为医生，我一定想知道细节。于是，我问："'没精神'是什么意思？"

　　小唐先生说："就是她整天看起来都很累，总是坐在椅子上打盹，或是躺回床上睡觉。之前，她的血糖数值或许很高，可是那时候没吃药的她，还是可以整天到处走动，到处管东管西地碎碎念。"他深深叹口气："我喜欢原来那个样子的妈妈。"

　　就这样，我们先让唐奶奶暂缓用药。若有明显的异常状况，再让她来医院挂号处理。其他时间，就让老人家维持原状，继续过她80年来习惯的日常生活。

🍁 吃了降血压药，却头晕目眩，于是暂缓使用降血压药

　　除了糖尿病，高血压也是高龄者常有的慢性病。过去的观念是不论年龄大小，大家都认为血压应该要被控制在某个数值以下，才算是身体健康。但近年来，随着医疗的进步，人类的平均

寿命增加，高龄病患变多，我们慢慢了解到，对老人来说，血压控制不见得需要像年轻人那般严格。

但血压数值到底多少才是最理想的呢？引发我思考这个问题的人是钱奶奶。

钱奶奶也是因出现身体退化状况而被晚辈带来医院的患者。在头一回就医时，量出的血压数值就是高得可怕的230/150mmHg。

我考虑老人家来医院可能太过紧张，所以产生血压异常，于是请家属在回家后的一周内，认真地量每天的血压并做记录。

没想到，家属回报在家时量出的血压，也是这样。于是，我们开始请奶奶服用降血压的药物。

很快地，钱奶奶的血压就降低到180/120mmHg。可是，家属反而更担心了。因为钱奶奶变得浑身无力、头晕目眩。

钱奶奶频频要求家人不要再让她吃药了，因为她没办法去菜市场买菜，也没力气坐在门口跟朋友聊天。于是，我们就让钱奶奶暂缓降血压药的使用。

❋ 用药绝对不是第一选择

当年长者身上发生了一些状况，我们担心他可能失智或罹患其他疾病时，一开始，大家努力找出病因的目的，都是想要正确地用药，帮助患者延缓退化，可是一旦开始用药了，药物反倒造成患者精神不佳。

患者整日无精打采，与家人、朋友间互动次数自然会大幅下降，而一旦缺乏人际互动，对失智症患者来说，很可能就是加速退化的开始。

所以，整体观察下来，用药不是不好，但也绝对不是第一选择。

在照顾失智症患者时，我们要记得，让患者可以维持（甚至改善）他目前的身心状态，继续把日子好好地过下去，才是施行医疗处置的最大目的。

✴ 尊重每个人不同的独特性

当然，老人家会有这样的状况：他们历经一连串检查后，发现异常的数值，让身旁的照顾者一听就紧张，于是急着要用药，把数值控制到正常范围。

但什么是正常范围呢？我们知道每个人都是独特的，每个人的身心状况和生活安排都和别人不一样，因此，所谓的"正常范围"也不见得能套用在每个人身上。

例如，有位老人家是从28岁时开始出现高血压症状的，自此开始吃药控制，直到76岁看医师时，医生觉得人年纪大了，不用太严格控制血压，于是减轻用药，但药量一减少，老人家的血压值立刻从120mmHg飙升到140mmHg。头晕不已的他，马上回到诊间抱怨："医师啊，虽然你说人老了，血压高一点没关系。可是，我受不了啦。你还是给我药，让我维持一辈子的习惯好了。"

这就是每个人都不同的独特性！在上面所说的两位老奶奶身上，我们可以看见，用药虽能让她们的血糖、血压数值降低，却造成她们无法过日常的生活，对患者与家属来说，反倒是更大的问题，当然也会加速失智状况的发展。

最重要的应该是，帮助长辈过他习惯和喜爱的晚年生活。

因此，几经考虑后，判断没有危及生命的风险，那么，我们还是着眼于更重要的前提，就是帮助老人家过他习惯和喜爱的晚年生活。

若能延缓退化、维持平稳的身心状态，就是最好的结果了，而这也是我们在医疗中常说的一句话："请治疗病人，而不要治疗数字。"

※　※　※

其实，这样的道理，大家都懂。因为在医疗之外，我们也常在不知不觉间，期待家中的孩子们最好像这个社会上大多数的人一样，在学校过集体生活，一起上课，一起运动，一起吃饭，一起午睡，一起唱同一首歌，一起过相同的日子。

总之，当父母的为了生计问题已经够忙了，所以小孩子就乖乖地和其他同学都一样，不要搞怪就好。

而老人家呢？似乎我们也期待着老人家"乖乖地就好"，于是，我们忘了想想等到自己老了是不是也想过这样的生活？一起去老年中心，一起上同样的课程、做同样的活动；或是住到安养中心内，在同一时间吃饭，时间一到大家就通通上床睡觉。不按表操课，还会被指责不遵守团体生活的规则。

从老人家的用药问题谈到生活照顾问题，这看起来是两个不同的议题，但我想说的是，其中的精神都是一样的。对每个人来说，生命状况都是独特的，到了高龄、晚年，健康状态更无法用单一标准来衡量，所以不论是用药还是生活照顾，我们都该秉持弹性的原则，尊重每个人已有的习惯。

只要能帮助他维持生活质量，就让长辈尽可能地依照他想要的方式过下去吧。

※　　※　　※

医生的交代
慢性病照护原则

❶　子女们应该要知道爸妈有多少种慢性病，他们有没有真的吃药控制，还是只是去医院领药、回家储存（如果不确定，可以看看爸妈的抽屉里、衣橱里、床下是否有一大堆乱收的药物）？

❷　慢性病如高血压、糖尿病、痛风等，这些疾病很有可能从45岁第一次发病起，陪我们到80岁，但是45岁与80岁的照护方式，可能是不一样的。

网络上信息纷乱，若有任何照护上的困扰，建议应该记录下来，在门诊时与医师好好讨论。

❸　吃药重要，还是吃饭重要？如果饭都吃不下了，吃药就没有那么重要了。如果吃药会让人精神不振、食欲减退，那当然还是能吃饭、有体力从事日常活动对长辈来说较为重要。

但是，我们不是父母的医师，所以应该要把父母吃药的反应，详实地记录下来，并与医师讨论药物的剂量、种类是否需要调整，切勿自行停药与调药。

④ 在医学上，高血压与糖尿病都会根据不同的年龄而对治疗标准有所调整。

⑤ 如果爸妈吃药后，精神、体力好，人也舒服，那么，不用我们开口叮咛，爸妈也都会准时吃药。

16 盲点

"我80岁生日那天，女儿就判我'死刑'了。"

▲

照顾父母不是有个人随侍在侧就好，
尊重当事者的意愿，才是核心

我的患者多为高龄的爷爷奶奶，他们出院后的照顾问题特别重要，也因此，我常有机会思考，什么才是好的长期照顾。

或许因为这个词语中有"长期"二字，大家容易误解为是要整天形影不离才算做到，反而忽略了真正的关键在后面的"照顾"这两个字。和"有人随侍在侧"相比，其实，**"给当事者所需要的照顾"才更为关键**。

🍁 家人从未与老奶奶讨论照顾方式

举例来说，有位80多岁的奶奶因泌尿道感染而住院治疗。住院前，独居的她在生活上都能自理。住院时，奶奶的孩子们考虑到她体力下降，总是频频阻止她下床走动，就怕她跌倒。

出院前，他们找了医疗人员，讨论回家后的照护计划。计划的重点是希望有人随时陪伴在奶奶身旁。家属明示、暗示着我，他们想请外籍看护。

然而，在讨论过程中，我发现家属从没把他们所设想的未来的照护计划告诉奶奶并与之讨论。

于是，我找了时间，问奶奶："您打算回家后怎样生活呢？"

奶奶神色轻松地坐在床上，边踢着双脚，边回答我："过着和原来一样的生活啊。"

她应该觉得我这样问，有点莫名其妙。对奶奶来说，住院是因为生病。现在病治好了，回家继续把生活过下去，不是很自然的事吗？

但奶奶的孩子们没有相同的想法。他们避开老母亲，聚集在病房外的走廊上，七嘴八舌地说着，母亲年纪大又生病，随时会因跌倒而需再次就医，如果没一个人随时在身旁紧跟着，临时需要人帮忙，怎么办？

我忍不住插嘴："你们觉得只要有个人随时跟在奶奶身边，奶奶就会安全了？那我问问你们，你们自己有没有因为突然跌倒或身体不舒服而需要家人的时候？那时候，你们怎么做？"

家属异口同声地回答："赶快打电话找人啊。"

我笑了："奶奶也是同样的状况。你们只需要让奶奶身边有电话，随时可以打电话找人就好啦。"

他们面面相觑，没接话，于是我干脆把他们心底的打算说破："你们觉得找个外籍看护，就真的能做到形影不离吗？"我紧接着说起另一位长辈的故事。

✳ "我80岁生日那天，女儿就判我'死刑'了。"

故事的主角是84岁的黄奶奶，但她的先生才是我的患者。目前爷爷已经入住安养中心，而黄奶奶独居。黄奶奶体力充沛到常开车在高速公路上快速奔驰，往返不同的城市，享受生活和探望晚辈，而开车到处逛，就是她最大的乐趣。

有一回在聊天时，黄奶奶说出一句让我吓一跳的话："我80岁生日那天，蛋糕才刚吃完，女儿就判我'死刑'。"

黄奶奶愤愤不平地说："我女儿就说因为我年纪大了，所以要跟子女同住。她准备好一间房间，要我搬去住，我也乖乖照做。但是，乃菁啊，一起住好辛苦啊。早上七点，女儿就把我叫起来吃早餐。之后，就是集合吃午餐和晚餐，等到吃完晚餐后，准时说晚安。连我晚上起来在屋内走走，他们都会很焦虑地问我是不是失眠、要不要看医生。"

黄奶奶叹口气道："乃菁，跟儿女同住是我失去隐私权与人身自由的开始啊。一个星期后，我就夹着尾巴逃回原来住的地方。我决定在还能自己走动和开车的时候，绝对不要让别人用年龄这个理由来限制我的自由。"

我问她："你一个人住，不寂寞吗？"

黄奶奶说："有时候会感觉没人可以说说话啦，那时候，我就自己开车去找人讲话啊，例如去安养中心看看我先生，或者去找家人和朋友，我都能自己排遣寂寞的。"

黄奶奶的晚辈也建议，是不是需要请个外籍看护与黄奶奶一起生活，但她拒绝了："我为什么要每个月花25000元来跟一个人大眼瞪小眼、无话可说呢？就算外籍看护来了，能帮的忙也不多。你看我现在申请长期照顾服务，每隔几天，就有居服员来帮忙打扫卫生和备餐，我只需要这些服务就好。其他的，我自己都能做。"

黄奶奶笑着补充一句："乃菁，我喜欢有选择权的生活，也很享受独居的安静，这些都是在和人同住时无法拥有的。即使那个人是家人或看护，都是没办法实现的。"

故事说到这里，我停下来看看眼前的家属。

✿ 奶奶常一边动，一边哭，可是从没停止过复健

根据他们的神情，我知道他们已经理解到自己光顾着计划，却忘了把奶奶的意愿放进去。

看着他们转身回到病房找奶奶讨论的背影，我已经能预估到这位奶奶出院后的生活，应该还是能保有不少乐趣的。心情好，才能保持健康。

这时，我又想起另一位患者，也是位高龄的女性，因为中风而来住院。还记得我第一回踏入她的病房探望时，奶奶一个人躺在床上哭泣，身旁没有家属，也没有看护。

护理师赶紧告诉我："奶奶家的经济条件不好，没办法聘雇看护，主要是靠她的先生照顾。你等一下，爷爷说他早上先回家砍竹子和祭拜，做完就马上赶来。"

我和奶奶聊聊天后，发现老人家其实生养过两个孩子，可惜命运捉弄人，孩子们都离开人世了，只留下一个孙女。孙女离婚后，带着曾孙回来一起住。这个以务农为生的家庭，经济上向来就不宽裕，现在奶奶中风，右手和右脚完全不能动，压力更加沉重了。

因为了解奶奶的哀伤，所以我每天经过她的病房时都会忍不住多看一眼。我发现即使大半时间没有人陪在身旁，但奶奶都会

认真地用左手牵拉右手来做复健。

有几回，我见到爷爷来了。爷爷配合复健师，一起协助奶奶坐起来，慢慢地进步到能站起来练习走路。学会怎么使用还有力量的一侧，帮助中风后无力的肢体尽量恢复力量。

奶奶年纪大了，复健真的很辛苦。她常一边动，一边哭，可是从来没有停止过复健，于是在出院前，她已经把所需要懂得的复健方式都牢牢记住了。

我曾担忧地问："奶奶，你想要转到复健科病房或是有复健服务的安养中心多住几天吗？"

奶奶拒绝道："家里没钱，我回家吧。你放心，我把该学的都学了，回家后，我自己来。陈医师啊，穷人没有悲伤的权利，也没人能倚靠，**主要还是靠自己。**"

奶奶出院回家了，我不时想起她，也担忧过她要是在家中跌倒了该怎么办。可是3个月后当奶奶来回诊时，我看到她是自己走进诊间的，即使还是拄着拐杖，但她走得很稳，气色也好。

我好替她开心，更知道就是因为她有极大的动力，所以在家里一定是努力地做复健，并且小心谨慎地避免受伤，才能有这样好的结果。

若这样的状况继续保持下去，奶奶一定能恢复到除了让自己的行动无虞外，还能照顾家人的状态！

※　※　※

这几位高龄的女性都是我的患者，可是，我更觉得她们是我的老师。每个人用不同的生命经验，帮助我思索"照顾"的意义。

我愈来愈相信在长期照顾中，陪伴很重要，但陪伴不是为了监视，也不是为了让长辈加速失能。即使家属的出发点都是善意的，但这条由善意铺成的道路，若不是通往长辈想要的方向，也可能是一条错误的道路，不是吗？

因此，希望家属们在为长辈规划长期照顾的方式时，能给长辈多一点尊重，多想想这位当事者的个性、爱好，对隐私和自主性的需求。

只有凡事都以保有自尊为前提，同时照顾身体和心理，才能实现长期照顾的核心意义。

※   ※   ※

医生的交代
长辈住院时，如何帮助他们恢复

❶ 年轻人生病出院后，立刻就可以回到工作岗位上，但如果是长辈出院，家人的考量可能就是请看护或将长辈送去安养机构。请想想，如果是我们，我们愿意吗？

❷ 长辈住院后身体变弱，常常是一个开始被照顾（被孩子控制）的重要关卡。为了避免这样的状况发生，在住院时，长辈要努力地配合治疗以及复健，并且尽可能地了解自己的病情。

不要把所有的医疗决策都让孩子与医师决定是非常重要的事。长辈虽然是病人，但自己的身体治疗计划，自己也要掌握。

❸ 住院时，因为生病，就让父母一直躺着，但出院后，却期待父母能生活自理，这落差不是很大吗？

所以住院时，当父母能坐时，就要让他坐，无论是坐在床上还是椅子上都好；当父母能站时，就要偶尔让父母站一下；如果担心父母跌倒，那么让父母站在床边就好；当父母能走时，就要让父母走一走，在病房里走一走，早上绕护理站1圈，下午绕护理站1圈，慢慢绕圈就好。

这样回家后，我们才能相信父母可以自己坐、自己站、自己走。

❹　如果既不放心，但又不知道自己的照顾方法对不对，那么，要怎么办呢？可以请医师找复健师（包括物理或职能治疗师）来协助父母，让父母了解自己生病后的身体与原来相比有哪些不一样，要如何加强训练，或如何使用正确的辅助工具（如拐杖），让父母回家后也可以不用依赖他人。

❺　如果预计返家时，长辈的身体还没有恢复到可以完全自理的水平，但又不想去机构，也不想请看护，能怎么办呢？那么，子女们可以聘雇短期看护，搭配复健，或去家附近的诊所或医院复健，也可以聘雇长期照顾"复能（恢复功能）"的专业人员到家提供复健服务。

❻　年长的病体恢复需要时间，长辈除了要坚定自己的意愿与斗志之外，还一定要清楚地表达自己后续的想法，这样才能找到与孩子达成双赢的康复方法。

盲点 17

"为什么已经找医生、吃药、送机构，

但妈妈的身体还是退化得非常快？"

▲

比起送失智长辈出门参加活动，
家属的态度更为关键

看顾失智症患者和家属的时间愈久，我就愈能体会到世事看似简单，实则复杂，再加上我们生而为人，而人本身就是最复杂的集合体，所以即使是对大部分民众来说有利的建议，但真正实施下来，也会发现没办法一体适用到所有人身上。

例如，经验丰富的家属常会建议新手照顾者将患者送到失智据点参加活动或到日照中心接受照顾。他们语气中的热切是真心的，常说："我妈去上课后，情绪稳定很多！"或"我爸本来白天都在睡，晚上精神太好，去日照中心后，作息就正常了。"

可是，当照顾者真的将失智症患者送去后，还是会听到这样的声音："陈医师啊，我努力地把长辈送去据点，但效果不好。我想是不是改去日照中心就有效，于是把长辈带去日照中心，可是都好几个月了，怎么别人都有改善，我家的长辈却一直退化呢？"

🍁 失智症患者家人的思考盲点

看着他们满脸失落，我只好以社会上习惯的考试文化来举例。

在台湾里，每个人都会经历大大小小的考试，所以每个人都懂得选择题比申论题好写，而是非题又比选择题更好答，因此我们难免偏爱能简单作答的题型，只要花点脑筋，再凭点运气，就能得到一个答案。

可惜，真实的人生并没有这么简单，没有非A即B的二分法，也没有蒙一下就有可能会猜对的选项。更让人失望的是，有时候即使付出一百分的努力，也不见得会获得一百分的回报。

最好的范例就是社会上诸多家长眼看孩子成绩没有起色，直觉反应就是花大钱也要把孩子送到名师开设的补习班上学习，希望借由名师的力量来改变"考不好"这件事情。仿佛只要有了名师的加持，孩子的成绩就可以一飞冲天。

大家没想到的现实是，名师之所以被称为名师，除了和教学方法有关外，隐藏其下的秘诀之一，是招牌响亮，所以吸引到许多学习成绩不错又有认真学习态度的学生来报名上课，于是在众多因素加成的作用下，考80分的学生要考90分就容易得多了。

因此，大家觉得名师补习班外贴出的优秀名单总是特别多，也容易将功劳都归于名师，却忽略了"把孩子送给名师教"之外的因素，诸如"学生本身资质就够"以及"学生很努力复习"等，都是成功的必要条件。

这就是我想强调的思考盲点。仔细想想，我们生活中像这样的盲点还不少。例如，在生病时，大家的习惯是到处打听哪里有名医，再跑到名医的诊间，希望他开个神奇药丸，让我们一吃就见效。这样的期待是很直觉的线性反应，似乎只要做到了A，就会自动得到B的结果，但我们却忘了世上没有药到病除的神奇药丸，再怎么强效的药，多半还要靠患者采取积极复健、控制"三高"等措施一起努力配合。

理解这样的思考盲点后，我们再回头想想送失智症患者到据

点或日照中心这件事，应该就能看清家属怀抱错误的期待，正是
基于这样的思考盲点才发生的。

所以，我总是很坦白地告诉家属："据点和日照中心都不
是神奇药丸。有人使用后有用，有人使用后无效。"欣喜的家
属，当然会大力推荐其他人去试试看，导致很多时候，新手家
属忘了同一选择不见得对人人都有效，也忘了除了要做到"送
长辈去"之外，或许还要做更多与之搭配的事项，才能得到这
个效果。

接着，我会跟家属说说林妈妈的故事。

✺ 该做的都做了，为什么妈妈的身体还是退化得非常快呢？

林妈妈离婚后，辛苦地抚养儿子到成家立业，但儿子结婚
后，她开始觉得孤单了。生活失去重心的她被家人带来医院检查
后，被发现的确有失智的迹象。

她的儿子小林很努力地带妈妈到医院看医生，也接受建议，
送妈妈到失智据点参加活动，希望通过增加人际互动和生活上的
刺激来延缓退化。

可惜，林妈妈的身体仍然持续退化。她的精神行为症状给家
属带来照顾压力。

小林希望妈妈可以安静听话，于是请精神科医生开药物来控
制，并且安排妈妈入住安养中心。

　　我最后听到的消息是林妈妈的身体已经退化到必须包着尿布，并且出入都要靠轮椅的状态。

　　回想起来，不能说小林照顾得不好，大家口中所说的"该做的事情"，他也都做了，找医生、喂药、带妈妈到据点、送到有失智专区的照护机构。可是，结果很现实，林妈妈就是状况不好，不仅没有改善，还退化得非常快。这是为什么呢？

　　我仔细想想林妈妈的日常生活。她自离婚后就独自带着唯一的孩子一起生活，全心全力地养大独子。小林也不辜负她的栽培，顺利成家立业。唯一可惜的是母子两人一南一北地居住，小林因为工作，必须长居在台湾北部，只能利用周末回台湾南部和母亲以及太太相处。

　　可以说林妈妈大部分的时间只有媳妇陪着她，婆媳两人多半是处于无话可说的状态。

　　站在媳妇的立场上，为了婆婆好，也为了纾解自己的照顾压力，当然很希望林妈妈到失智据点参加活动。

　　其实，林妈妈也是愿意配合的，她能理解到据点去至少不用多花钱，也避免自己和媳妇无言以对地困守家中。

❋ 无论怎么安排，大家都不满意，情绪问题因此产生

　　只是，小林只能在周末回到台湾南部的家里。林妈妈好不容易盼到儿子回来了，总想多聚聚，但小林太太也想要和先生有专属于小两口的时间。夹在婆媳间的小林，很辛苦地努力平衡婆媳

双方的期望。可是无论怎么安排，大家都不满意，情绪问题由此产生了。

林妈妈觉得自己很委屈，再加上病症的影响，于是，她开始做出在晚辈看来是无理取闹的行为。

因为这些行为，小林精疲力竭地请精神科医师开药，只求让妈妈安静、听话、不要和自己及媳妇起冲突。但到最后，由于冲突太大，小林终于决定送妈妈到照护机构，直接切断婆媳间的联系，同时，小两口决定开始准备生孩子。

他们将照护的心力转移到孕育下一代上，将照顾失智母亲的压力转移到专业机构人员身上。

入住机构后的林妈妈变得安静，根本不与人互动，过往家属抱怨的爱发脾气和任性的状况都消失了。但短短不到两个月，林妈妈就退化到大小便失禁的卧床状态。

✳ 一家10人都报名照服员的课程

但既有林妈妈和小林这样的失智家庭，也有蔡奶奶那样的失智家庭。

蔡奶奶是失智症患者，主要照顾者是她的儿子小蔡。蔡奶奶一确诊，小蔡就紧张地跟我说，他怕自己不懂怎么照顾。于是，我建议他报名主要为照服员等专业工作者开设的照护课程。

但在第一堂课上我就吓了一大跳："小蔡，你一口气报名10个人啊！？"

小蔡赶快为我介绍道："都是家人。我姐、我哥、我妹……"

他一路数下来，认真地对我说："妈妈生病了，可是，她不是我一个人的。她是我们的妈妈，大家都有机会和她相处、互动。与其只有我一个人来上课，让其他家人在不懂正确照顾方法的情况下随心所欲，不如好好地花一天的时间，把全家人都叫来一起听课，也趁这个机会全家相聚吃饭、聊天。比起周末大家都躲在自己家里看电视，这样的活动应该更有意义啊。"

那天，课程结束后，在蔡奶奶回诊时，我特别留心观察，很明显地感受到家属的情绪不一样了，过去慌乱的情绪渐渐减弱，取而代之的是稳定和自信。

蔡奶奶是位有福气的病人，她的家人爱她，也懂得如何正确地与她互动和应对进退。

家属善用据点和日照中心，让蔡奶奶维持人际互动和生活上的刺激。因此，这几年来，蔡奶奶的病情一直很稳定，也不曾出现情绪上的焦虑与波动问题。

前一阵子，当新型冠状病毒感染让社会上人心惶惶时，日照中心暂停运营了一阵子，所有受托的长辈不得不在家中休息，可是蔡奶奶的状况还是维持得很好！

✳ 一家人轮流陪伴蔡奶奶活动

我好奇地询问后发现，小蔡组织了家人，轮流陪老人家活动，今天姐姐陪唱歌，明天孙子陪画画，后天妹妹带领做体操等，让老人家的生活维持得一样热闹且有规律。

小蔡笑着说："我家的'老宝贝'，只是年轻时没有好好地被栽培。"用正向的态度鼓励失智长辈玩乐，可以让一家人其乐融融。所以，即使日照中心停课了，蔡奶奶的生活模式也并没有进入停机状态。

家属把自己转换成日照中心工作人员模式，轮流陪伴蔡奶奶，撑过了那段停课时间。等到日照中心重新开放后，蔡奶奶就回到往日的照顾模式，身体没有退化，也没有需要重新适应的问题。

※　※　※

上面所说的两个例子，都是在我诊间来去的许多患者的家庭缩影。他们各有各的辛苦和难处，我之所以提起，不是想评价谁好谁坏。毕竟照顾都是辛苦的，家属只能尽力而为。

而是以我的立场来说，就是将不同的照顾方式提出来，希望能帮助大家想想，失智照顾并不是"找到A医师""吃B药丸"或"送到C日照中心和D据点"就可以有效果的。

所以，亲爱的家属，你会对据点或日照中心有期待是很正常的，可是请记得，即使到了现场，参加了活动，也不会自动等于"稳定病情、延缓退化"。

请想想，据点和日照中心只占用患者一天当中的某几个小时，和漫长的人生比起来，据点和日照中心所占的时间更只能算得上是患者一生中短暂的片段，要期望单靠它们就能立即起关键性作用，那真是太难了。

所以，我们可以怀抱期望，也该鼓励失智症患者到据点与日照中心参加活动，可是与此同时，希望我们也记得提醒自己：我们是患者的家人，我们才是最能左右患者病情发展的关键角色。

当我们更加用心，愿意积极面对与投入，与外界的照顾人力互相配合后，就会出现加成效果，好上加好，正向循环，这才是最好的结果，不是吗？

※　※　※

医生的交代
让日照中心的照顾事半功倍的锦囊妙计

❶　失智症患者把日照中心当成白天上学的学校，或是每周喘息两至三天的地方，而对照顾者来说，这也是照顾者可以喘息的时间。

❷　更进一步，有效地利用日照中心的方式是什么呢？如果希望父母真的认真上课，那么回家以后，我们就要询问父母上课的状况、内容。

此外，我们也可以帮父母复习上课的内容，父母会感觉到自己在被关心。如此一来，父母去日照中心的感觉，就不会是像去托管中心被照顾，而是像去补习班学东西。

❸　当我们把父母每天回家跟我们描述的一切，或者是父母所学的东西、绘画的成果，用一个载体帮他们记录时，我们会发现这些文字、照片、影片都是珍贵的礼物。

❹　这些互动过程，也可以增进亲子情谊，让父母感受到被

爱，就像小时候回家，我们会絮絮叨叨地跟父母报告当天发生的事情一样。

⑤ 当你认真了解父母在日照中心的日常时，日照中心也会认真对待你的父母。

盲点

18

"老人就是听不懂!"

面临生死关卡,家属的万般艰难,
仰赖医疗端的用心与智慧来纾解

虽然江爷爷是我长年来看顾的病人，但我其实和江奶奶更熟，因为她才是主要照顾者。虽然他们的儿女也颇为用心，但江奶奶坚持自己扛起照顾工作。江奶奶把在七十多岁时确诊帕金森综合征后来又合并为失智症的江爷爷照顾得非常好。

至今已经十多年过去了，江爷爷也从还能行动和自主进食退化到眼下的卧床状态，不知不觉间，两位老人家都来到八十多岁的年龄阶段。

心底深处的遗憾

每回我说江奶奶年纪也大了，十几年来这样细心照顾太辛苦。江奶奶就会露出不以为然的神色，微笑地对我说："这是应该的，是嫁给江爷爷后理所当然的责任。"

江奶奶能带着笑容说，一个很大的因素是和她的照顾历程有关。一知道老伴确诊帕金森综合征，江奶奶就立刻自职场退休，带着江爷爷到世界各地去玩。她总是说江爷爷玩也玩够了，她也好好照顾了，没有遗憾了。

我也一直以为如此，直到前几天在一个偶然的情况下，意外回顾起江爷爷当年气切的时候，江奶奶爆发了少见的怒气，我才知道她心底深处还是有遗憾的，而这个让她背了这么久的伤痛，其实也和医疗人员的处置有关。

✳ 多方联手下，江奶奶同意让江爷爷气切

那年，江爷爷已经退化到卧床又无法言语的状态。生活上的大小事，包括所有医疗决定都依赖江奶奶安排。最关键的一刻是，江爷爷因紧急状况转入重症监护室，已经插管且接上呼吸器多日，但仍无法自主呼吸。

医师既担心插管太久，又怕频频换管对爷爷不好，因此，劝江奶奶同意让江爷爷气切。

江奶奶最初不同意，多次拒绝后，和医师的关系开始变得紧张。

到后来，江奶奶只要一感觉到医疗人员露出一点想要谈气切这个话题的意思，她就会猛然走出病房，完全不想听，也不想谈。

满受挫折的医师转而找上江奶奶的女儿和孙女，在她们来探访时，劝说："阿嬷年纪大了，根本听不懂。你们来签同意书吧。"而她们也真的签了同意书。医师再拿着同意书，联合家属一起去找江奶奶劝说。多方联手下，江奶奶的心也乱了，终于同意让江爷爷气切。

气切后的江爷爷就此躺在床上，床旁多了一台呼吸器，一直到今天。

✤ 气切之后呢？谁来照顾？

每次回想起这件事，江奶奶的心头还是满满的怒气："当我老了，就听不懂吗？"

回想起来，她感觉自己在孤孤单单地为结婚一辈子的老伴奋斗，只是在那时有苦难言，很多话不知道该怎么说。

说起来，对这个决定，江奶奶是非常后悔的。因为爷爷的生命虽是继续着的，但他卧床这么久，未来不知道还有多少年要撑着，又怎么会好过？再说，爷爷都是由奶奶一手照顾的，即使后来入住安养机构，奶奶还是要每天准时去探望，亲手为他刷牙、洗脸，对84岁高龄的老人家来说，这难道不是体力和心力上的负担？

我想，江奶奶真正想说，但在当时没办法说出口的是："你们只想要让爷爷气切，可是，之后呢？谁来告诉我这之后的十几二十年中每一天的照顾，要怎么办？"

难怪江奶奶至今还是气愤难平，她甚至怀疑医疗单位劝说的背后，是不是有什么别的隐情。

✤ "我很舍不得他走，可是，我又不想要他痛苦。"

错愕的我，马上说当然没有什么隐情，再细细跟她说明，重症监护室的医生一定有他们的考量："阿嬷，对病人来说，每一次换管都很痛苦，也是在增加感染和受伤的风险。有时候，管子在人的体内放久了，会和器官相连到拔不出来。要是插不好，还会伤到内部器官。如果你不让爷爷气切，又不换管，医师也很为难的。"

江奶奶说："你知道吗？我们是青梅竹马，自小我就认识他了。我们在一起一辈子，他从来没对我大呼小叫过，所以我很舍不得他走，可是，我又不想要他痛苦。我知道这个病是没办法治愈的。他的状况只会愈来愈糟糕，所以他像现在这样气切后躺在床上，活着也很辛苦啊。"

我问："那么，医师要你同意气切时，你真正的想法是什么呢？"

江奶奶说："我是要他安心地走。"

我问："怎么样才是'安心地走'？"

看见我是认真地问，江奶奶也认真起来。

她努力地组织脑海中的想法，尝试着说明："我不想要他气切，要是换管到不能换的时候，可以接上呼吸面罩。如果他接上呼吸面罩后可以呼吸，就靠呼吸面罩。如果不行，就让他走，也没关系。"

江奶奶的话讲起来，其实是零散、破碎的。她停顿了几回，还有几次，是由我引导她继续想的。

从江奶奶脸上，我除了看见老人家对于让老伴气切的后悔外，更体会到从来没有人给她机会，让她好好坐下来，把想法整理出来、把心中的顾虑讲出来，以及把自己的决定好好地说清楚，难怪至今她还是不时喃喃抱怨："我那时候都没有想清楚，大家就要我决定了……"

🍁 儿子飞奔离开，口中喊着："不要问我这个问题！"

这也让我想起我的另一位患者的家属杨先生。他是父亲的主要照顾者，在老父亲生命末期，我请他对是否要进行电击等急救处置，要先有个准备。即使就他父亲的现状看来，这些急救处置并没有太大帮助，但我身为医师，还是要问家属这个问题，而杨先生身为家属，还是要做个决定，才能让医疗人员知道是不是要施行。

没想到，我话才说完，杨先生竟然脸色大变，立刻从我面前飞奔离开，口中喊着："不要问我这个问题！"

愣在当场的我，只好再找机会，把杨先生请回会谈室。

我关上门，耐住性子，决心要不催、不赶，好好地把这件事谈清楚。

于是，我终于从杨先生口中了解到：自有记忆起，他的父亲就对孩子们非常严格，又设定了高标准的要求。在父亲眼中，任何违反他的安排的举动就是不孝。长年下来，孩子们对父亲是百般顺从。

现在父亲来到生命末期，问题也来了，因为老父亲从未交代过如何处理，杨先生当然不想让父亲因电击等医疗处置而受苦，但他更担心的是，若父亲是想活下去的，却因为做儿子的决定不急救而去世，等到有一天，父子俩在另一个世界重逢了，老父亲不是会把他骂得狗血淋头吗？

在脑海中设想这个画面的杨先生，怕到脸色都发青了。

原来如此！我终于了解到家属那原本看似毫无理性的举动，其实，仔细分析起来，其背后都有一套合理的逻辑。

而在看见我表达同理之意后，杨先生也终于放下心防，开始愿意听我分析各项处置的利弊得失。

最后，我们共同达成结论，让老人家在生命末期不接受不需要的抢救处置。毕竟那所有的痛苦，顶多也只能换来半小时的时间。

✳ 医疗人员"我是为了你好"的心意，也可能变成家属的压力

我想杨先生和江奶奶的心态都是一样的。他们都是长年照顾心爱之人的家属，在照顾工作上亲力亲为，所以都不愿意家人受苦。

只是他们的表达方式很多时候不是大家可以理解的，更或许是今天的医疗现场，不见得有余裕和人力，协助他们思考和表达意见。

其实他们都是家属中的典型。杨先生年纪轻一点，但不代表他就有勇气可以做决定；江奶奶年纪大了，但也不代表旁人一句"老了听不懂"，就能轻轻带过。

在医疗这端，工作的忙碌和压力，当然可以理解，只是很多时候早已熟悉的医疗历程，让我们太专注于告诉家属我们所知道的一切，然后，在有意无意间，希望家属依照我们的想法来做决定。

我相信每一个医疗人员都是以患者和家属的最大利益来思考的，但有时候，这种"我是为了你好"的心意，也可能变成家属的压力，因为我们忘了了解家属的感情和担忧，这也该是治疗过程中的一环。我们也该据此来判断，该如何处理病人生命末期的问题。

✳ 医疗决定是"几秒钟"的事，但照顾是"一辈子"的事

我看着江奶奶在江爷爷气切后，每天来养护中心。当初支持做气切手术的晚辈们，因工作压力、家庭事务等，顶多只能几个月才来匆匆地探望一次，只有江奶奶像上班一样，每天到养护中心准时报到。

养护费用并不便宜，但重点是，即使有养护中心内的人手，江奶奶还是坚持每天去。对她来说，这是她个人的心意，也是责任。

但她毕竟八十多岁了，也开始担心自己总会有照顾不了的时候，到那时该怎么办？要是自己反而比爷爷还早离开人世，又该怎么办？更有那么几回，向来坚强的她，在我面前露出了疲倦的神情。坦白承认看老伴这样活着，她自己一点都不轻松。

每天这样来养护中心，为了照顾的细节问题和照护人员争执，她也会感到累，但只要一想到自己因为照顾爷爷而觉得累了，她又立刻怪自己不应该这样想。

这般反反复复的过程，让江奶奶更累了。

这些家属的苦和累，都是医疗人员少有机会见到的。

有时候，是我们受限于工作环境而无法见到，但有时候，是我们受限于自己的想法而不想见到。还好想法是可以改变的，环境也是可以改善的。

我们要明白做出医疗决定可能是几秒钟的事，但照顾是一辈子的事，所以家属后续好几年是过得心神安稳，还是过得焦虑、自责，就全看在医疗现场的那几秒钟是不是能处理得当。

更大的可能性，是需要我们医疗人员有耐心，也要有智慧，将几秒钟改为好几分钟，甚至几个小时，好好地把所有选择详尽地展示在家属面前，协助他们理解，带领他们走过纠结的思考历程，达成让彼此都心安的最终决定。

※　※　※

未来的时代，将有愈来愈多的老人照顾老人的案例，也将有更多想让家人走好，却不明白如何才能让家人走好的家属。

期望所有的患者与家属，都能在生前就尽力接触生死议题，家人间要尽可能提早敞开心扉，谈论生命末期的相关安排。

但与此同时，我们也要理解，不管事前怎么安排，临到死亡关卡，没有人是准备好的，更何况每一个家庭内部有各自的历史和情绪，所以医疗端的处置方式变得更加关键，毕竟医疗人员才是有医疗知识和多年经验的专业人员。

期望大家都能理解家属心中说不出的苦，更愿意调整制式的处理方式，愿意给家属，特别是老人照顾老人的家属，多一分尊重和多一点时间，好好地协助他们，走过最艰难的生死关卡。

※　※　※

医生的交代
如何好好了解父母的心声

① 照顾高龄父母的儿女，常会觉得跟爸妈说话好累，往往绕了一大圈，还是不知道老人家到底要什么。

其实，对老人家来说，很可能在这当下，他们的内心也很纠结，因为他们也拿不定主意，总觉得这样也好，那样也好，或者每个决定都有缺点，他们真的不知道该怎样选择。

② 那么，就让晚辈直接帮他们选择，不好吗？很多谈累了的儿女，就干脆摆出"我说了算"的态度，直接做决定。

其实，这不是个好方法。就法律和情感层面来看，父母才是彼此最熟悉的人，也是彼此第一顺位的法定决策者。儿女即使再亲，都不能跳过老夫妻的另一半来擅自做决定。

再说，晚辈帮长辈做了决定，很多时候，这个决定不见得是他们喜欢的，但他们又无法改变，此时心中自然会产生阴影，只会让日后彼此在相处时的关系更加紧张。

所以，更好的方式是，仔细衡量长辈心中的想法，帮助他们厘清天平两端孰轻孰重。花点时间讨论，找出偏重哪一边后，再下决定。

③ 讨论是谈一次就有结果吗？当然不是。很多时候，老夫妻间相爱相杀的感情纠葛少说40年，长则60年。一瞬间，在几个小时内就被逼着做生死大事的决定，内心的空虚和无助，是难以言喻的。

此时身为家人，保持理性思考是好事，但也要记得，给身处情感旋涡的长辈一点时间，帮助他们逐渐释放情感。等思考有个大方向后，再来召开家庭会议，此时做的决定，比较可能达到圆满。

❹　若能开家庭会议，共同讨论是最好的。通过家属之间的讨论，凝聚共识。但要记得在开会前，事先做好功课，而不是脑袋空空的就出席，造成在会议上大家漫无目的地空谈，那就什么决定都做不了。

更好的方式是，先初步设想做不同决策后带来的优缺点，在会议上一一举例、讨论。家人相互了解后，共同选择一个大家都可以接受的决定。

这是全家人一起达成的结果。通过全家人一起执行的方式，让大家都有参与感，并且消除长辈的心头压力，避免出现事后大家指责家中哪一位需要特别为这个决定承担后果的情况。

其实，任何决策都各有利弊，大家一起选择了当下经过思考后，认为最适合的决定，虽然日后情况可能有变，但这至少是家人们的共同决策，可以免去家人间再起口角，特别是不让压力落在长辈的心头上。

盲点

"医师，她有5个小孩，怎么失智后只记得我，

只叫我？我好累。"

为了有更好的照护质量，
照护计划要提早准备，并分阶段

王先生陪失智的母亲来回诊。王妈妈的病程已经进入第5年，而我是第一回见到这个最小的儿子，不过，王先生却欲言又止地看着我。

我问他："你怎么了？"

他吞吞吐吐地说："医师，有没有一种药吃了，就可以让妈妈不要黏着我？"

🍁 "我照顾失智妈妈5年了……"

在那时，我想起了多年前的电影《爱，无尽》。片中主角是一对老夫妻，他们住两层楼的房子，旁边还有一个工作室。老太太罹患失智症，只要没看到先生在眼前，就会一直大叫："克雷格，你在哪里？我找不到你。"直到老先生气喘吁吁地赶来，老太太还会责怪他，离开那么久，是故意忽视她。所以为了爱，也为了让老伴安心，老先生动手盖了一间小一点的房子。

我也想起了我的孩子们。他们现在年纪还小，每天回家后，喜欢跟前跟后地黏着我，连我洗澡、上厕所，都会一个接一个进来找我，说说今天在学校发生了什么事情。这是一种跟家人在一起的亲密感。

当然，我难免要承受负担。只要晚上开个会，晚了一点回家，女儿就会哭着说："妈妈，你去哪里了？你上班好久，这个晚上的班不要再上了，我不想看不到你。"

想起这些的我，问王先生："你有孩子吗？"

我请他想想，只要是孩子，就可能在幼儿园门口哭着，不想和父母分开，或在晚上做噩梦时哭着找爸妈，又或在碰到害怕的事情时，第一个反应就是叫爸妈来，甚至即使受了小伤，也想要让爸妈来看一下伤口。

王先生叹气道："我知道妈妈爱我。可是，她有5个小孩啊。怎么失智后只记得我，只会叫我？我好累，我想请她也黏一下别人。"

我只好安慰王先生说："你辛苦了。你是最棒的儿子。"

王先生似乎没被安慰到。他安静了一下后，说："我照顾她5年了。5年来，我一直陪着她治病。我没有想过请外籍看护，也没有使用过长期照顾的资源。可是现在我累了，我想试试看长期照顾的资源，让我自己休息一下。"

❋ 兄弟姐妹叫我要能者多劳

他描述不久前带妈妈去失智据点的情形："我第一次带妈妈去上课。结果，我只是在门口填写资料而已，她就大吼大叫，吵着要找我，完全不接受看不到我、没有我这件事，一定要我陪在她身边。现场那么多老人都看着我们，我觉得好丢脸。"

我还是只能用孩子的例子来提醒王先生。其实，每一件事情在要开始时，都是困难的。例如，送孩子去幼儿园，或者小学开学第一天，每个孩子的个性都不同，各自哭泣与焦虑的时间也不同，但最终都是会适应的。我说："你陪母亲这么久了，请多给她一些时间吧。"

王先生说："我觉得自己到极限了。有没有药物可以让妈妈舒缓分离焦虑，让我可以不用陪太久呢？"

我笑着说："如果有这种东西，孩子上幼儿园时父母就不用从全程陪读到陪读半天，这样慢慢减少时间了，每个孩子都吃颗药就好了。说起来，适应这种事就是需要时间。我想，你是自己一个人撑太久了，早就该求救了。"

他说："可是兄弟姐妹都没有人要理我。他们都说我照顾得很好，妈妈在我身边很开心。可是，我好累，现在大家还是说妈妈已经习惯被我照顾了，叫我要能者多劳。医师，你说我要怎么办。"

❋ 你可能是母亲现在唯一还记得的孩子

我转头看着王妈妈说："王妈妈啊，你可以自己去上课，或是在客厅看电视吗？"

她看着我，不发一语，光是微笑。

我改问："你旁边这个人是谁？"

她说："我儿子。"

我又问："叫什么名字？"

她说："阿宏……"

我问："全名呢？"

她说："阿宏……"

我大概了解王妈妈目前的状况了，于是，再继续与王先生谈："因为只有你长期照顾与陪伴母亲，所以你可能确实是母亲现在唯一还记得的孩子。只能说，你真的照顾得很好，好到可以颁奖给你的地步。因此，目前要让妈妈接受被别人照顾，还需要很大的努力。"

✻ 从同时用保姆和幼儿园的形态着手

王先生一听这话就垂头丧气，我马上鼓励他说："这倒也不是就没办法了。我们可以从同时用保姆和幼儿园的形态着手。"

我请他先找一位固定的照服员到家里来陪伴妈妈和做家务事，让妈妈慢慢熟悉照服员和儿子是会一起在家中出现的。

日子一久，她认识这个人了，再请照服员陪着母子俩一起到据点去上课。给妈妈一段时间适应后，家属再渐渐地淡出妈妈的视野，让王妈妈在陌生的地方，至少还是可以看见一个她熟悉、信赖的人。

理想状况当然就是她可以再进步到认识据点中的伙伴，也因为新的信赖关系的建立而感到安心。

✳ 慢慢转移王妈妈放在儿子身上的全部注意力

换个角度想，孩子一开始上学，多是哭着说不要，但是等到他在学校内找到家中找不到的乐趣后，可能是和同伴一起玩，或者是学习有趣的课程，他就会玩到忘记要回家。

在家里的状况也差不多，有时候孩子会很黏父母，可是也往往会因为玩具太好玩，而玩到浑然忘我，连吃饭都不顾了。

王妈妈现在的状况很像这样，重心都在儿子身上，所以除了找个人来让她生活中多个人陪伴外，也可以开始设计一点小游戏，让她在家中就开始玩。先是十几分钟，再慢慢拉长时间。目的就是要把她都放在儿子身上的注意力转移开来。

✳ 患者全心依赖照顾者，并不是最好的照顾

我有位家属照顾的是失智的阿姨，阿姨也很依赖他，导致他连送货都要带着阿姨，二人形影不离地到处跑。

有一回下雨天送货，他请阿姨不要下车，在车上等就好。阿姨没听话，自己下车后，一不小心就跌倒了。

这次受伤，让他痛下决心，不能一直把身体持续退化的患者带在身边。患者全心依赖照顾者，其实不是最好的照顾方式。于是，他开始使用居家照顾和日间照顾服务。

晚上回到家后，家人也会轮流陪阿姨唱歌、玩游戏和画画。

渐渐地，阿姨可以适应日照中心的课程了，也能在家和其他人相处了。

※　※　※

我想，照顾者和被照顾者间的依赖关系是把双刃剑。从一方面来说，往好处想，是因为感情深厚，所以产生了谁都无法比拟的信赖；但从另一方面来说，当那个唯一被信任的主要照顾者，的确很辛苦，有无时无刻都要被召唤的压力。

所以，失智症患者的家属们要多想想，最好从照顾初期就开始有照顾人力的分担，尽量不要让患者只习惯特定的一个人，否则长此以往的压力，只落到一个人的肩头上，任谁都承受不住。

而当照顾者倒下，没有人能轮替时，对患者来说，也不是好事。没有人有办法一时半刻就会接受改变，更何况是失智症患者。相信导致患者、主要照顾者和次要照顾者都辛苦的场面，是谁都不想见到的。

※　※　※

医生的交代
如何设定爸妈的照护计划

❶　照顾是长久的事情。当只有单一照顾者时，这位照顾者会累倒、会生病，也可能临时有事情。所以，让长辈只习惯一个照顾者，其实是一场灾难。

❷　高龄照顾是长期抗战。当开始需要被照顾时，需要打群

体战。把能一起轮流照顾的人，还有手边可以使用的资源，先盘点一遍。想想看，应该要怎样运用。

我们可以这样做：

①把准备要照顾的人组成一个群组。

②记录下长辈目前的生活习惯、饮食习惯、慢性病治疗和控制的状况，以及用药情况。

③维持长辈自立生活的能力训练（例如吞咽、肌力、认知）。

④开始训练，并养成每天某个时间点都要去哪里上课的习惯。一旦这些习惯养成之后，就算上课时间要拉长、主要照顾者临时需要更换，长辈与照顾者都不会手忙脚乱。

❸　一般老年退化的过程是循序渐进的，但如果长辈罹患特殊神经退化疾病（例如帕金森综合征、失智症），疾病的进程不一定是既定的。这时候，只有预先做好功课，才不会手忙脚乱。

20 盲点

"陈医师，住院需要付钱啊？"

▲

一个家不该只由一个人承担
所有照护责任

请大家想象一下，如果你已经上了年纪，婚姻关系中的另一半长年生病，你这些年来紧紧地跟在他身旁照顾，而在老伴的病程已经发展到不得不入住养护机构后，你还是每天过去探望。

这样做，刚开始可能是因为夫妻间的深厚感情或责任，或许也是因为当父母的，总想体谅儿孙辈忙碌于生活和课业的辛苦，所以主动将长期照顾的重担扛在身上。

只是日子一久，大家好像也就习惯了，忘了要分担照顾工作，更忘了你也会老，总会有生病的一天。

❋ 黄婆婆每天去养护机构照顾卧床的黄爷爷

黄婆婆就是这个画面中的主角。她长期照顾在罹患帕金森综合征后又确诊失智症的黄爷爷。

在不得不将卧床的黄爷爷送往养护机构后，她选择一个人住，每天打卡上班似的往返于机构和家之间，去看先生。

每日的行程通常是这样的：一早起来，将自己打点好后，黄婆婆就会骑着有遮雨篷的小电动车，从她居住的大楼出发，前往养护机构。不时还在车上的置物箱中放置给机构工作人员的水果或点心。期望这些心意能让机构工作人员多用点心照顾老伴。

到了机构后，黄婆婆仔细将黄爷爷从头观察到脚。注意眼睛有没有红肿、眼屎有没有擦干净、鼻毛是不是该修剪了、嘴巴是不是因没清洁完全而有难闻的口气、身体上有没有破皮、脚底是不是擦了、要不要换双干净袜子。看见没做好的，她就自己动手处理。

依照这样的顺序做下来，每天一小时的会客时间，对黄婆婆来说，根本不够用。

此时，她随身携带的小点心就派上用场了。

通过食物和好言好语地商量，机构工作人员多半愿意多给她一点时间来照顾心爱的先生。

🍁 黄婆婆的身体出现状况

就这样，一年年过去。黄爷爷依然不省人事地躺卧着，但黄婆婆变老了，身体愈来愈差，而我因为长年来都是黄爷爷的医生，也就很自然地与黄婆婆熟识，熟到黄婆婆身体出状况那天，她第一个反应是直接打给我："乃菁啊，我觉得胸闷、心脏怦怦跳。去诊所找医师，他一看就立刻退号，叫我马上去医院。"

我一听就知道事态严重，请她立刻到我任职的医院来。

再考虑到诊所医生都表明无法处理，那就是真的严重了。我怕随时有重大变化发生，届时最好是家属陪在身旁，能做重要决定，或者避免留下遗憾。于是，我赶紧请个案管理师联系黄婆婆的家属，希望他们一同前来。

黄婆婆很快抵达门诊。陪在身旁的男士，是我从未见过的面孔。

黄婆婆说："乃菁，我心脏怦怦跳，脚肿得快要塞不进裤子里了。"

我立刻进行检查，惊觉黄婆婆心搏加速到每分钟160下。一问之下得知，这样的状况竟然已经持续一周了。

我担心再这样下去，黄婆婆会心脏衰竭或中风，于是我马上请她从急诊办理住院。

此时，身旁这位男士开口了："我先问问阿姨的意见。我们先去急诊，到时候再让你们联系吧。"

我这才发现，他并非黄婆婆的儿子或女婿，而是外甥。更让我讶异的是，我左等右等，都没有等到黄婆婆住院的消息。

一查之下，才发现她离开诊间后就请外甥离开了，根本不理会我的住院建议，反而一个人搭地铁，跑回冈山老家去"办事情"了，偏又不告诉任何人，到底是什么事情。

我为她担忧到脾气都来了。我拼命打电话，好说歹说，终于让黄婆婆再度来到医院急诊室，去办理住院。

✱ 即使住院，却未处理危急的心脏问题

我带着个案管理师到急诊室，发现已经有住院看护人员陪在病床旁，原来是黄婆婆的儿女们聘雇的。想来是家人们习惯了黄婆婆长年来自立自强的个性，干脆找好看护给妈妈。而我若想和家属见面、讨论，还要事先敲定时间，才有可能。

我叹口气，在内心安慰自己，至少黄婆婆已经住院了。

几天后，我去病房探望，却发现黄婆婆的心脏问题并没有解决。

我告诉婆婆和看护："这样不行。要请心脏科医师想办法让心律降下来。哪种方法都可以，不降不行。"

隔天下午，个案管理师再去看黄婆婆，却马上焦急地打电话给我："乃菁医师，到底怎么回事？黄婆婆说是你告诉她，说不用做什么特别的治疗。因此，她告诉心脏科医师：'乃菁医师说再观察就好。'"

她的话像雷一样劈在我头上。

我又急又气，马上打电话给黄婆婆，另外又加打一通给她的女儿。

我慎重地告诉她："务必要解决心脏问题，并且不要随便发表自己想要的疗法意见，还拿我的名字来当挡箭牌！"

✳ 一切都来不及了

可惜，一切都来不及了。当天下午，黄婆婆发生中风。

我马上到重症监护室看她。只见她已经插上鼻胃管，无法言语。右手和右脚都没有力气，全身被约束在床上。

这一幕，让我想骂也不忍心骂了，只能按捺住火气说："你看看你，现在不能任性了。你一直很爱说话，但现在不能说，也不能跑了。"

失去说话能力的黄婆婆，微微地摇摇头。

我再问："我帮你把约束的带子拿掉，好吗？"

黄婆婆眨眨眼睛，表现出期待的神情。

于是，我转头去找护理师："黄婆婆照顾先生十几年，她先生就是插着鼻胃管，因此她了解这个管子的重要性。相信我，即使解开约束带，她也不会动手拔掉鼻胃管的。现在的她，只是不能说话，但我们可以相信她的自律能力。"

护理师被我说服了，解开约束带后的黄婆婆，的确乖乖地插着鼻胃管。

她就这样在病房中过了十来天手脚不需要被捆绑的生活。

✳ 女儿的话，让我打心底里为黄婆婆难过起来

看到这里，大家可能觉得黄婆婆是个固执又难搞的老人家，但我后来才发现，黄婆婆家属的让人困扰的功力也不遑多让。

不知道是因为长年来都没涉入母亲的生活，还是因为这家人天性如此，后续老是出现让人无言以对的场景。

例如，黄婆婆的女儿在收到第一张医院账单时，就急匆匆地找我，大声问："陈医师，住院需要付钱啊？"

这个问题，还真是把我吓到了。

我于是这样反问："你爸爸这几年陆陆续续因为肺炎住院许多次，光重症监护室就住过两个月。每次住院都是这样的流程，同样都是需要付费的，你不清楚吗？"

大概是听出我责备的语气，黄小姐吞吞吐吐地说："过去我

都没有到医院付钱，我也很少去看妈妈在忙什么，因为妈妈都会一手包办。"

停了停后，她难过地说："我没有想过妈妈会生病。"

后来，黄婆婆终于能离开重症监护室，转到一般病房。黄小姐开始在电话里追着我问："妈妈何时可以完全好起来？"

我对她用到"完全"两个字，很不放心。于是，和她约好了时间，到心脏科碰面。一踏入病房，我就看到黄婆婆虽依旧插着鼻胃管，但已经满怀斗志地下床走动了。

黄小姐忧虑地对我说："我们要等妈妈完全好起来再回家。不然，我不会照顾她。"

我坦白告诉她："你妈妈现在的状况，只需要做语言复健就可以了，并没有到需要长久住院的程度。所以，她再过不久还是需要办理出院回家的。"

黄小姐更是手足无措："可是，我不知道妈妈的存款在哪里，更不知道要如何领钱来帮她办出院。"

她的话，让我打心底里为黄婆婆难过起来。

❋ 硬要黄婆婆待在房内，她反倒会生病

据我所知，黄婆婆经过一生打拼后颇有积蓄。她大方出资，帮助两个女儿开店、做生意，也陆续买房子给她们，只差没倾尽身上的每一分钱了。

黄婆婆留点钱在身旁，为的也是不跟晚辈拿钱，所以长年来

黄爷爷和她自己的生活花费，以及医疗和照护费用，都是由她自己支出的。没想到，此时的黄婆婆面对的却是毫无头绪的家属。

我进入病房，仔细观察黄婆婆的状况，确认她虽然言语上有困难，但没有流口水或者呛咳现象。

再进一步评估后，确认黄婆婆可以自行吞咽，于是我就帮忙把她的鼻胃管移除了。当管子一离开身体，黄婆婆立刻发出"啊啊"的声音，来传递她高兴的心情。

黄婆婆终于可以脱离鼻胃管，又能自主活动了。

倒是黄小姐，因此有了新的困扰："妈妈整天一直到处乱跑，在医院内四处走来走去。我要怎么样才能让妈妈乖乖地待在房间呢？"

我这样回答："你妈妈健健康康的时候，是会乖乖关在房间内的人吗？你想想，她过去连呆坐在房内一小时都不愿意，因此现在她的表现，就是过去她生活的方式。你硬要她待在房内，她反倒会生病的。"

黄小姐想了一下后，承认我是对的，这才愿意接受黄婆婆现在的举动。她想通了，让妈妈做她自己喜欢做的，只要妈妈没有危险就好。

🍁 女儿来电："乃菁医师，要怎样办出院呢？"

后来，我还是挤出时间，找黄小姐面对面细谈："这几年，当你忙碌于过你的生活时，你妈妈的生活是怎么过的呢？我来告诉你。首先，她早上起床后，会出门买早餐，饭后散散步，再去逛街采买，之后整理好东西，准备去探访你爸。然后，到了机构，就是一连串的动作，帮你爸刷牙、洗脸等。做完这些后，再花一小时与机构工作人员聊天，既是了解他们照顾你爸的状况，也是联络彼此的感情。最后，从机构出来后，就是午餐时间，吃完饭和午休后，你妈会去公园走走，或者搭地铁到高雄四处逛逛。有时候会回冈山看看老家，还有你们。当她不搭地铁时，她就会开着电动车四处走动。"

说到这里，我陷入回忆："你妈很爱开车。过去，她最喜欢的就是开着她心爱的奔驰车在高速公路上奔驰。知道我会在高速公路上维持90千米的时速后，她还嫌弃我慢得像乌龟呢！"

我的话，让黄小姐睁大双眼："我妈在高速公路上开那么快啊！"

我点点头："对，所以你想想，你妈一直是闲不住的个性，直到她突然间因为中风，失去了自由。好不容易现在又重拾自由，请你们也尊重她想要的生活吧。"

这场谈话后没隔几天，黄婆婆出院的时间到了。我又接到黄小姐的来电："乃菁医师，要怎样办出院呢？"

这个问题，让我整个人傻住。

但我终究还是选择把她当幼儿园小朋友那样耐心地教导："请带钱，你还需要把住院期间累积下的个人物品打包，带回家。所以，要有车子来搬运。"

我在心底想的是，黄小姐也六十多岁了，怎么还会如此与社会脱钩呢？我忍不住暗自责怪过去黄婆婆包办一切，为家属做太多的事情，导致女儿到了这个年纪，还是茫然到只能无助地到处问人。

历经这一番折腾的黄家母女，好不容易出院回家了。之后，就是定期回到门诊追踪病情了。

✿ 长年纵容晚辈不插手长辈的医疗照护问题

回诊当天，我毫不意外地又接到黄小姐的来电："乃菁医师，我妈今天要回诊，请问要如何回诊呢？"

听见问题的那一秒钟，我内心再度对黄婆婆小有怨言。忍不住想，是她过去让自己独立自主太久，又长年纵容晚辈不插手长辈的医疗照护问题，才导致出现了这样的场面。

想归想，我还是耐心地回答："回诊不难，就是你开车，带着你妈到医院来，找到回诊单上所写的诊间。"我还特别叮咛："要依照挂号的号码顺序，不能插队喔！"

黄小姐依照指示，完成了带妈妈回诊的冒险任务。一离开诊间，她又来找我："看诊完，就可以回家了吗？"

此时的我，已经习惯成自然："要先去缴费，再到药房领完药，才能回家。"

黄小姐立刻反问："药房在哪里呢？"

我看着眼前这对母女，伸手拿出药单给黄婆婆并说："阿嬷，你知道药房在哪里，对不对？"

黄婆婆点头。

我告诉她："阿嬷，你带女儿去药房。"

我转头面对黄小姐："你妈妈虽然说不出话，可是她心里都清楚，请跟着她走。"

看着她们的背影，我心中感慨，终于，从住院到复健，再到出院以及定期回诊，终于把家属都教会了，真是好不容易。

🍁 对黄婆婆来说，事情都还在她的心里

我当然没奢望家属自此就能独立自主，也如我预料的，黄小姐不时传来充满疑惑和疲惫情绪的简讯，反映出长年来互不熟悉的母女，如今在一个屋檐下相处的紧张状况。

那天，黄小姐来到医院，对我说："陈医师，快救我！我妈说个不停，我知道她在骂我过去没做好的事情。问题是，我妈像是还活在10年前，一直骂我做生意赔掉很多钱。"

我安慰她："其实，你的事情我都知道。因为你妈妈每次回诊，都来找我说你赔钱的事情，包括你因为出国而花掉很多钱的事情。所以，不要觉得她让自己活在10年前的生活里。你要知道，这些事情对她来说，是真的很在意。你妈妈因为疼爱孩子们，所以没有把烦恼告诉你，而你也没时间听，因此你觉得这些都过去了，却不知道这些事情累积在妈妈心里。对她来说，事情从来没有过去。"

我进一步解释："她爱你们，知道你们工作辛苦。所以，即使她已经80多岁，她还是选择自己一个人承担你爸爸的照顾工

作，从陪伴、就诊、照护到经济问题，都是她在处理。这次你妈妈生病，我发现你很无助，很多事情都不会处理。这些，我都可以教你。可是，陪伴妈妈以及加强你与妈妈之间的联系，是你身为女儿的责任。”

生病后，即使表达能力不是那么清楚，她也还是一个完整的人

最后，我叮咛她："你妈妈就是这样独立，所以她才不让你履行作为子女应尽的义务。但也因为这样独立的个性，所以我们要记得她生病后，虽然表达能力不是那么清楚，但她还是一个完整的人，她依旧有她想做的事情，也需要大家都尊重她的想法。请不要突然间就期望妈妈变成一个毫无意见的人，更不要把她变成整天只需要依照指示吃饭、睡觉、吃药，只能困守在房间里的‘金丝雀’。”

听完我长长的一段话后，黄小姐认真地点点头，并答应我，会回去尽力处理好母女关系，加强彼此的互动。

而我当然只能保持乐观的态度，期待母女间的相处能愈来愈好。只有这样，黄婆婆的身心状况才能获得改善。

※ ※ ※

只是看着她们离去的身影，我忍不住想，若能重来，她们是不是会愿意采取不同的方式来与家人相处呢?

再想想，互不熟悉的亲子关系，又岂是这一家人独有？那么，天下还有多少个家庭，能来得及改善彼此的关系和相处方式？

希望大家都不需要到后来再后悔。如果可能，最好是尽早开始改善关系，让爱有正确的传递方式。毕竟有时候过多的保护，并不是最好的爱护。

※　　※　　※

医生的交代
不曾求助的母亲，并不表示就不需要被关心

❶ 你是不是一个习惯一手包办的人呢？如果是，快点找人来。可是找人来要做什么呢？

一是与你一起承担你现在在做的事情。

二是让人知道你自己的需求与喜好。

❷ 你所挚爱的父亲或母亲是否正一手包办着照顾事务？然后都对你说："孩子，好好为事业奋斗，一切有我。"如果是这样，请赶快回家陪爸妈聊聊。有空的时候，也陪他们一起做做照顾者的工作吧。

❸ 如果我们没有办法一直一个人完成所有的事情，且无怨无悔，那么我们也不应该以为家里那个"独立"担负着照顾责任的家人，是完全无怨无悔的。

❹ 身体再好、意志力再坚强的父母，也还是会生病的。请提早认识变老的父母，他们可能跟你记忆中的他们，已经不一样了。

21 盲点

竟然将父母送到安养中心，太不孝了

▲

选择送安养中心并不容易，
请多给家属认同与支持

以台湾的民情来说，晚辈将长辈送往安养中心，通常都是不得已的，许多时候是到了走投无路的地步。

至今，父母们还是会在心中期望着，自己在青壮年时养儿育女，等到自己做不动了，老了病了，就能有儿女同住，并照顾自己的晚年。

即使在今日，为人父母的知道年轻一辈谋生困难，或多或少降低了期望，嘴上硬着说："他们把自己顾好就好了。"可是心底的期望还是存有的。就算做父母的不说，亲朋好友也会有意无意间，明示、暗示着儿女们该这样做。

在这样的氛围下，为人子女者怎么可能会不知道父母所想呢？他们心中都明白将长辈送往安养中心，要承担多大的心理压力，但这也是不得已的选择，他们心底有浓厚的罪恶感。

而当儿女无法扛起照顾父母的重担时，就要靠老夫妻中的一方来分担了。考虑到我们的社会中夫妻间多半是先生较太太年长，因此多是太太这方来当主要照顾者。

可是做太太的，本身也有年纪了，长年因生儿育女而产生的消耗，往往让她们既要照顾先生，也要照顾自己。**在"蜡烛两头烧"的情况下，送安养中心就成为虽然要承受的压力大，可是不得不为的选项。**

❊ 徐先生觉得自己被遗弃了

那天，我就从徐先生和徐太太身上看到这件事。徐先生因为失智症而成为我的患者，夫妻二人两年来相互为伴，彼此照顾。孩子们长大成人，出去打拼了，多半时间不在身旁。

徐太太将照顾先生视为自己生命中的重要任务。可是，渐渐地，她的身体也不好了。起先是出现气喘，医师检查后，发现是心脏问题，需要住院。可是她若住院了，徐先生的日常生活照顾怎么办呢？

思考良久后，徐太太决定只能速战速决。于是，她先找好安养中心，一大早先安排先生入住，眼泪都还没擦干，就从安养中心离开，转往医院，为自己办理住院。

几天后，检查、治疗都完成了。徐太太一出院，就赶快到安养中心把先生接回家。

但这几天的分别，到底还是造成了影响。徐先生觉得自己被遗弃了，回家后，情绪起伏不定，生活作息不正常，不愿意正常吃饭和睡觉，摆着一张脸，在家中走来走去。

心理和身体都已饱受折磨的徐太太，向我诉苦："乃菁医师啊，我想念以前那个失智的先生。"

❋ 邱先生入住安养中心，从能自行走动变成插上尿管、坐轮椅进出

另一个类似的案例，是邱先生与邱太太这对老夫妻。邱先生失智后情绪不稳定，有时还会出现攻击行为。

我就曾接到邱太太的求救电话："乃菁医师，我先生打我，我好害怕。"

我先让她镇定下来，再请她去看看先生："你先离开现场是对的。可是事情发生也有段时间了，我想你先生的失智程度已经到了中重度，所以现在应该早忘记发生过这件事了吧。"

邱太太这才鼓起勇气，把房门打开，果然看见被关在房内的邱先生，就像一个迷路的小孩那样，心急着找她。

邱太太长年照顾下来，并不容易。她用心把先生照顾得很好，虽然已经到失语的阶段，但日常行走等，都还可以自己来。

可是，邱太太也老了，考虑自己的年纪一年年地增长，体力一天天地下降，没办法再这样日夜提心吊胆地消耗下去。于是，挣扎许久后，她决定将邱先生送往安养中心。

没想到，邱先生入住安养中心还不到两个月，就发生送医院医疗的情况，从能自行走动变成插上尿管、坐轮椅进出。

🍁 由家到安养中心，而后到医院再回家，又到安养中心的轮回

邱太太很不忍心地把先生接回家照顾。通过邱太太在家的照顾，邱先生成功移除了尿管。可是，没过几个月，邱太太又照顾得快崩溃了，于是，再次把邱先生送往安养中心。

过了几个月，我又见到坐着轮椅、插着尿管的邱先生来医院……

如此这般，由家到安养中心，而后到医院再回家，又到安养中心的轮回，延续了两年，直到邱太太决定雇用外籍看护到家中，一起照顾先生，这才终止了这个循环。

一晃眼，至今也过了4年，邱先生依然失语，但在邱太太与外籍看护的照顾下，在家居住的他，不仅身上没有尿管，还能在家里颤巍巍地一步一步地慢慢走。

邱太太苦笑着告诉我，要用时间和耐心慢慢耗下去。"照顾真的很累。可是，我舍不得啊。"她说，"我都这样照顾到今天了，习惯了，也就不难了。"

🍁 扛了10年照顾重担的太太

另一位类似的家庭照顾者是许太太。失智的许先生有时会情绪不稳，想打人。情况紧急时，许太太就会叫救护车，将他送往急诊室。

她曾害怕地说："乃菁医师，我先生眼神凶恶，就像要杀我一样。"

我知道许太太的恐惧是真的。可是，当我每回到病房看许先生时，见到他被五花大绑着，就会忍不住将他松绑，而只要手脚的束缚一被松开，许先生就会露出小孩子般的笑容看着我，让我忍不住怀疑，到底是什么样的情境，才会引起那么大的刺激呢？

于是，我会劝他："许先生，你要乖乖喔。没事不要乱生气。"

头一回，他会微笑，但只要我再说一次"许先生，要乖乖喔。没事不要乱生气。"他就会暴怒地大吼大叫些我听不懂的话语。我猜他是讨厌啰唆吧！

后来累到受不了的许太太下了决心，她说："乃菁医师，你理解生活在恐惧中的感受吗？我累到极点了。现在帮先生找好安养中心，我要让自己休息一下。"

看着已经扛了10年照顾重担的她，我也只能点点头。

❈ "才去安养中心两星期，他就瘦了。"

不久后，许太太送安养中心的资料给我，口中喃喃说着："才去两星期，他就瘦了。"

听许太太的口气，我猜想许先生应该很快就会被接回家。

果然不久后，许先生就回家住了。门诊时，我再度见到夫妻两人。当天，一起来的还有陪同就医的照顾服务员。

许太太自嘲似的说："把他带回家照顾，虽然我会累，可是我好像被这样的生活方式绑架了。因为把他送去安养中心两星期，我每天就想着他，心里舍不得。你说，我是不是有毛病？"

我根本不知道该怎么回答这个问题。我只能诚恳、认真地告诉许太太："你很棒喔！"

✤ 无论是自己照顾或送安养中心，我们能做的最好方式，就是支持

我相信对家属来说，他们是最了解患者的人，也是承担最大照顾工作的人，所以，他们也是最有资格决定照顾方式的人。

无论是自己照顾还是送安养中心，都是照顾者慎重思考后的决定。没有哪一种决定是容易的，所以对不是家属的人来说，我们能做的最好方式，就是表达支持，随时问问："有什么事情我能帮忙吗？"

就以送安养中心来说，这件事也没有对错。

家属若将患者送安养中心，都是历经心理挣扎的。他们自己本身的心头重担已经够大了。相信好几回夜深人静，看着患者留在家中的空落落的床位，家属会千百次问自己，到底做得对不对。

此时，对他们来说，最不需要的，就是光出一张嘴的人的一句批评。

✳ 尊重被照顾者的意愿

让我们用更开放的心态面对送安养中心这件事，体会家属不得已的心情。

而对照顾者这方，我也希望家属理解安养中心，它看似是一个终点，好像把人送过去后，万事都会自动变好。但其实，实务经验告诉我，现实不是这样的。很多时候，我们会在反反复复中挣扎，不见得会比较轻松。

同时，我们要记得照顾这件事，从来不只涉及一个人。被照顾的那个人，也是这件事中的关键角色。我们也该注意他们的意愿，只有双方达成共识，才能让彼此都轻松，更有可能因为达成了共识，所以大家才可以一起找出过去没想到的照顾方式。

例如，张妈妈曾有因忧郁而想烧炭自杀的过往，张小姐照顾她也累了，但看看身边的例子，又觉得即使找个外籍看护来家里，看护也只会玩手机，没办法与老人家互动。

于是，她在诊间忍不住开口："我想送妈妈去安养中心。住在那里，至少有人可以和妈妈说话、互动。医生，你说好不好？"

在一旁的张妈妈，却立刻紧张地说："不要送我去安养中心！"

体会到母女间剑拔弩张的气氛，我用温和的口吻建议："我们来试试让张妈妈复健吧。如果复健后身体功能变好了，张妈妈生活上多少可以自理。同时，你申请长期照顾服务。让居服员到你家中协助，也能多个人和张妈妈互动。"

张妈妈用力地点头："我会努力复健。让我住在家里。"

张妈妈的认真神情，让张小姐接受了我的建议。

※　※　※

这些家庭就是我在诊间看过的人生百态。说起来，每个家庭都不容易，即使在经过种种考虑后，还是决定送安养机构，也不代表这是错误。

很多时候，会因为有机构的专业人员照顾，而让家庭感情变得更好。

当然，与亲人分离都是痛苦的，要承担社会中七嘴八舌的评论，更是百口莫辩，所以，当我们在生活中遇到将长辈送安养机构的例子时，就让我们少批评，多给协助，体谅家属的难处吧。

※　※　※

医生的交代
怎么评估适合自己的安养中心

① 20年后，台湾将有30%的人都达到65岁以上。与其期待与家人同住，不如好好思考，如何替年迈、身体逐渐衰弱的自己寻找适合的生活地点。

是要住在老人公寓、集合式住宅、安养中心，还是要住在养护机构？有名的安养中心要提前预订，所以目前40岁的我们，是不是也要先去排队了呢？

❷　价格是一种考量，设备是一种考量，是否附设与医疗相关的复健服务是一种考量，距离家人住的地方近不近也是一种考量。

经过全盘的考量，再决定我们居住的第一个安养中心。环境虽然重要，可是只有离家近，才能常常跟家人见面啊。

❸　如果对第一个安养中心不满意，我们必须要在寻找下一个安养中心前，知道哪一件事情是我们最重视的，是绝不可触犯的雷区。我们将会根据这个目标来选择。

❹　在相同价位的安养中心之中，要如何选择呢？要判断现场环境是否整齐、干净；旧的设备多久会更新；最重要的是味道（是否都是消毒水或排泄物的味道），这会影响我们每天生活的感受。

其实，我们也可以看看目前居住在机构的长辈们，他们的表情开不开心、有没有笑容，有没有人跟工作人员互动、聊天，以此来作为参考。

❺　在安养中心，若能有进出的自由，以及偶尔有家人来探望，然后一起吃饭、聊天，这也是很棒的事情。

盲点 22

儿女不断要求医师打营养针，延续父亲的生命

善终不容易，
患者与家属都需要认同与支持

当医生就是要面对生老病死，其中最难的，当然是处理死亡。年资一久，或许让我在处理过程中变得熟练了些，但每回经历到，都还是觉得不容易。例如，近期吴爷爷的经历就给我许多省思。

✳ "你们真的要让他挨针，挨到人生最后一天吗？"

80岁高龄的吴爷爷，在胰腺癌的折磨下，食欲不振、身心状况差，家属送他来住院。

一入院，吴爷爷的儿子就不停地要求打营养针，又问："以前医生帮我爸放过胆管支架。这回可以再放一次吗？"

历经一连串的检查后，我们初步研判吴爷爷没有中风，应该是因为癌细胞塞住了消化系统，所以导致了食欲不振。

如此一来，就不是胆管支架或营养针能解决的问题了，这些安排甚至还可能反倒给身体带来负担。所以，我们持续安排不同科别的医师来看吴爷爷，期望能解决癌细胞塞住消化系统，并进一步引起黄疸的问题。

但吴爷爷的儿女们对这些检查都不在意。他们也理解父亲已经进入生命末期，可是，在行动上还是不停地要求通过打营养针来延续父亲的生命。

我终于忍不住对他们说："你们爸爸目前的状况，是身上找不到可以打针的血管了。就算勉强打进去，身体也没办法吸收营养。你们真的要让他挨针，挨到人生最后一天吗？"

躺在床上的吴爷爷抢先开口："我不想再打针、吃药了。"

他转头看看儿女们，说："我就快死了。我知道的啊。"

吴爷爷的口气很平静，但儿女们都哭了。

好长一段时间，谁都不说话。

✱ 千万不要让我被抢救，我要顺其自然地走

于是，我深吸一口气，再度站出来当破冰的人："爷爷啊，您想过您的最后一程，要怎样处理吗？"

吴爷爷说："我要穿我那套紫色的衣服。还有，请把我所有的西装都烧给我，那些都是我最喜欢的衣服。"

他解释："以前我阿爸的后事办完，我忍不住留下几套他的西装放在身边，心想能当纪念。可是过了两年，我还是把那几套西装烧给他了。我想，人走后，最终东西还是要被处理掉的。现在轮到我了，我就先自己安排，帮孩子们省点麻烦吧。"

吴爷爷看看孩子们，表情严肃起来："其实人生走到今天，我心满意足了，没有遗憾。你们都很孝顺，千万不要让我被抢救，我要顺其自然地走。"

✹ 吴爷爷签下放弃急救同意书

那天，我带着家属走出病房，心想既然吴爷爷都这样说了，那么，是不是趁机让家属签署放弃急救同意书。

但我的建议一提出就马上被家属拒绝："我们没办法，也没有勇气签下这种同意书！医生，你看是不是还有引流术或其他方法，可以尝试延长我爸爸的生命呢？"

面对这个棘手的问题，我思考好几天后，还是决定带着同意书回到病房内，看看是不是有机会讨论若真到紧急关卡是否需要抢救的决定。

家属一明白我的企图，就马上对我使眼色，希望我快把同意书收起来。反倒是癌症末期的吴爷爷说："快拿给我吧，我要签！"

吴爷爷转头问我："医生，我应该可以替自己签，对吧？"

爷爷签了，我也好好地对他们一家人解释："就算是签署了同意书，也不代表吴爷爷就会立刻死亡，或者医疗单位就不帮爷爷做任何处置了。该做的医疗措施，该处理的症状，都还是会好好地进行。"

同意书的签署，代表吴爷爷这位当事者对自己人生最终一程该如何走，已经有了决定。

但吴爷爷的儿子明显不想讨论这件事情。一出病房，就追着我问："如果癌细胞一直长，又无法再放胆管支架，可以插引流管，把胆汁引流出来吗？"

　　我内心叹气，但在家属持续要求下，我们还是帮吴爷爷做了体外引流，胆色素数值因此下降了点。

✳ 吴爷爷动手拔掉引流管

　　可是，我隔天刚到病房，就听见很多人抱怨，吴爷爷的引流管被拔掉了。一问之下，发现是吴爷爷自己动手拔除的。

　　我问吴爷爷："插上这管子，要花好多人力呢，您为什么自己拔掉了？"

　　他说："这个东西让我身体不舒服啊，让我连睡都睡不好。再说，我拔就拔了。现在我还活着啊。"

　　既然老人家是这样的反应，我本想就不要坚持把管路再插回去了，但吴爷爷的孩子们坚持要再插，我们只好继续帮老人家再安排一次胆管引流术。

　　历经好一番折腾后，才再度把引流管插回去。

　　执行这个治疗前，我语重心长地对吴爷爷说："坦白说，我们做这些事，是为了让您延长生命，但我们放，您动手拔，这样，就达不到医疗的效果和意义了。目前看来，医疗也不能够再多做什么，您又想家，那么，这次放回引流管后就回家，好吗？回家后，也不需要担心，因为我会请医师和护理师定期到您家里访视，有任何需求，都会有人协助。您就好好地在家中享受人生最后的日子，好吗？"

　　吴爷爷微笑着点了点头，进一步要求我们把大多数的药物停了，只留下止痛药等基本用药，隔天办理出院。

✳ 女儿说："回家后，就把他四肢都绑在床上，让爸爸无法再动手拔管。"

但两天后，我们接到了吴爷爷的女儿吴小姐的来电，明显带着怒气："我爸爸就是不听话！他又把管子拔掉了！医生，我想带他去急诊室，再插一次引流管。等回家后，就把他四肢都绑在床上，让他无法再动手拔管。"

我愣住了。第一时间，真不知道怎么开口。

想了想后，我问："对你来说，'爸爸还活着'比'他活得开不开心'更重要，对吗？"

吴小姐沉默，不回答。

我说："若把你爸爸从清醒的状态绑到昏迷，他人生最后的印象，会是身体痒却不能抓，不舒服却不能翻身。让他无法动弹，只是因为你们不希望他动手拔引流管，但这样真的好吗？"

说到最后，我有点不客气地建议她，先请她哥哥把她绑在床上一小时试试看。

终于，吴小姐叹口气道："好吧！我不送他去急诊了。我会好好陪在他身边，直到最后。"

我很庆幸家属能想通，让吴爷爷能如他期盼的那般，在家中好好地走了。

我知道儿女们舍不得老父亲，可是若"舍不得"变成"捆绑”，就如同怕所爱的人一离开我们身旁就会遭遇危险，于是提早砍掉他的双脚那样毫无道理啊。

我们的社会无法摆脱“救到最后一刻，才是孝顺”的观念

我想起另一位在居家访视过程中见到的长辈。李阿嬷也因癌症来到生命末期，儿女们明白医疗已经无法再多做什么，于是选择不送医院，改为居家照顾，由我们的居家医疗团队定期去访视。

话虽如此，但他们心头上的压力还是非常沉重，他们忍不住问我：“我们这样做好吗？会不会被说‘不孝顺’‘没有拼命治疗到最后’呢？”

我好奇他们怎么会这样想。

家属解释说：“之前爸爸在化疗时，吐个不停、体重下降，全身都不舒服。我们问医师要不要暂停，让爸爸休息一下。可是医师很不以为然地看着我们，还说我们很不孝顺。他说现在就想放弃，难道是要让我们父亲去死吗？”

回想到这一幕，家属的眼泪流个不停。

我慢慢地劝他们：“人啊，总有一天要离开人世的。告别总是感伤，但要让人带着幸福感离开，说起来，也是一件不容易的事情呢。就连我小时候每次去阿嬷家住一个月，等到要搬回自己家时，都不想分开。再长大一点，历经好几次毕业典礼，我总是

哭得稀里哗啦的。也许，我们可以把死亡当成毕业，想想如何帮长辈好好地办一场毕业典礼，让他们能欢欢喜喜地毕业。这样的想法，能不能帮助你面对呢？"

李阿嬷是幸福的，但她的儿女们即使支持老人家想在家中顺其自然地走的心愿，也还是需要很多的心理支持，毕竟我们的社会还免不了"拼命救、救到最后一刻才是孝顺"的观念。

于是，有时候，年迈的父母为了避免孩子背负不孝的罪名，必须拖着残破的身躯，奋战到最后一刻，儿女们也必须承受看着父母受折磨的心理压力，双方都太辛苦了。

※　　※　　※

生老病死是人生必经的过程，期望社会上每一个人都能尊重当事者面对死亡的态度与决策。以患者为中心，毕竟谁都没有办法帮谁走这一遭。

期望每个家庭都能尽早谈谈生死大事，勇于挣脱心理上的束缚。想通了，既好好放过自己，也放过他人，让人生最后一程多点温馨。

就如一场圆满的毕业典礼，我们即使分别了，也还能带着爱与温暖，回忆相处的岁月。

※　　※　　※

医生的交代
人生的毕业典礼，放手不容易

❶　照顾年迈父母的最后一关，就是要面对死亡关卡。但没有人在这个关键时刻能毫无情绪地全然放手，让父母离世。

特别是当老人家的心愿是想在家中咽下最后一口气时，儿女要处理情感和医疗问题，更是困难。因此，**我们可以多给照顾者支持。**

要知道无论如何做，善终是每一个人的心愿，却也是最难达成的目标。

❷　在家善终虽然困难，但在医疗团队的协助下，的确是有可能的。

若有这样的想法，可以提早和医疗人员讨论，也能因为有专业人员的介入而提早整合家人的意见。

❸　身为被照顾的父母们，也可以尽力帮助自己在生命末期，以想要的方式获得照顾，同时帮助家人们，处理自己的人生大事，例如预立医疗照护计划（Advance Care Planning，ACP）就是一个好方法。

可以在向医疗单位咨询后，预立医疗照护计划。通过文字记录，写明在哪些情况下，愿意或不愿意插鼻胃管，关键时刻是否要使用点滴或其他不同程度的急救方式等。

预立医疗照护计划可以帮助我们先行思考和决定，避免将这些决定一股脑地丢给其他家人来面对。

也请大家都理解孩子们面对家中长辈即将离世，已有太多惊慌，若还需要在短期内给出决定让医疗团队执行，的确可能会有不尽如人意之处。

❹ 家中有高龄长辈的孩子们，为避免将来的惊慌失措和因为处置不当而懊悔，可以尽早与长辈们谈谈如何面对死亡的议题。

儿女们一旦理解他们的想法后，应该秉持尊重的态度，尽力达成。毕竟人生有限，活着的时候如何相处，才是关键。希望我们通过对死亡的讨论，能更珍惜活着时彼此相处的时光。

❺ 人不只是有呼吸等基本生理特征，才代表活着。现代人愈来愈重视生活质量，因此即使大家面对死亡难免恐惧，也都期望如果活着就要有尊严，这样才代表活得像个人。

因此，为人儿女者，无论再如何不舍，都要懂得放手。别让我们想挽留父母的私心，让他们承受过多不必要的医疗而受苦。

盲点

照顾父母，让我的人生毫无意义……

▲

长期照顾不只有付出，
照顾长辈也是在追寻生命意义

"照顾"两个字说来简单，真要做到，却不容易。

家属们往往要历经好几年疲惫、焦虑、失眠、努力后想放弃、说要放弃却又再次努力等各式各样的情绪翻转过程。

我常在夜深人静时，忍不住问自己，如果有天角色互换，我会有什么样的反应呢？若我是患者，我是不是依然有沉重的失落感？若换我当照顾者，我又真能做得比眼前的家属们更好吗？

❋ "我照顾老公15年了，我终于找到照顾的意义。"

我想起近日在居家访视过程中见到的84岁高龄的吴奶奶，她有感而发地告诉我："乃菁医师，我照顾老公15年了，现在我终于找到照顾的意义。"

看到我好奇的眼神，她进一步解释："我先生因为帕金森综合征，身体渐渐退化，后来还合并为失智症。自开始照顾他起，我常觉得生命无常。照顾他，我虽是心甘情愿的，但有时候还是会觉得日子漫长难熬。这几年，我信了主，许多教友为我加油、打气，陪我一起祷告，也给我温暖，可是，我还是心慌、没有踏实的感觉，常觉得找不到这样日复一日地照顾下去的意义。"

吴奶奶口气一转："你也知道我到处找书看，除了打发时间外，也多少学点东西。前几天我读着读着，突然有个想法浮现在脑海。我顿悟到我要感谢我先生，因为他需要照顾，所以我每天都像上班打卡那样帮他翻身、拍痰、喂药、活动肢体以避免挛缩。可以说，他用生病的身体和衰老的生命，让我可以踏踏实实地、按表操课般地度过每一天。因为他，现在的我，生活有重心，维持着早睡早起、有事要忙的日子，这就是意义啊！"

✿ 我太太用她残破的身体教我如何面对死亡

71岁的许爷爷，也是老伴的照顾者。许奶奶中风后，开始历经癫痫发作、血液透析、反复感染等考验。一直以来，许爷爷都是主要照顾者，一照顾就是8年，直到近期许奶奶过世了。

8年来因为密切的医患互动，我和家属培养出亲如一家的关系，因此许爷爷忍不住对我坦白："这8年来因为照顾我太太，我觉得人生不容易啊！活得久，也只是受苦罢了。"

看着许爷爷落寞的神情，我知道他也不容易。毕竟许奶奶生病初期尚有半边肢体可动，还保有语言能力，很快地，身体状态就一路下滑到只能勉强抬手，以及要靠家人猜测唇语来揣摩她的心意的地步。

许爷爷把这一切都看在眼底，心里一定不好受，但即使我保证他们聘雇的外籍看护照顾质量足可信赖，鼓励许爷爷多出门找朋友，散散心，他也从不愿意。

许爷爷说："这几年，我甚至找了葬仪社来帮我太太预先做准备，可是好几次虽然我太太状况很差，但最后还是挺了过去，我只能想那就是她的时间还没到。看着她人生一路走到生病，再到死亡，这个过程让我很失落，但即使这样，我还是宁愿待在她身边。"

他若有所思地说："希望将来我走向死亡的过程不要这样辛苦。我常想，也许我太太是用她残破的身体在教我如何面对死亡。"

❋ 珍惜当下的每一天，陪他到最后

这两位高龄照顾者的话，既有智慧，又有一种看破人生的释然，而这样的历练，也出现在现年才32岁的高太太身上。

年纪尚轻的她，照顾罹患罕见疾病的先生许多年。近日高先生已经快走到人生的终点。

我去看望他们时，高太太这样说："跟老公结婚前，我就知道他有罕见的疾病。那时，他也开始发病了，但我还是决定要嫁给他。结婚后，每一个他想去的地方，我们都一起去走了走；没出门旅行的日子里，我们就认真工作，看着他手脚愈来愈没有力气，却还是认真地要把每件事情做好，我都忍不住感动。"

她嘴角有淡淡的微笑："这几天，他有时喘得厉害，好几次发烧感染。我知道他的病况正在恶化，他快要离开我了。对于这个结果，我们都准备好了，我会珍惜当下的每一天，一直陪他到最后。"

相信在照顾的漫漫长路上，很多人会对家属说"加油"或者"你真是很棒的太太（先生、儿女等）"，可是这些话若认真计较起来，其实都是空泛的，因为旁人再怎么打气，都无法代替家属每天亲身照顾的辛劳，因此唯有当事者能坦然地找到自己在照顾过程中依然保有的生命价值，只有担任主要照顾者的家属，才能经受住长期照顾年岁里的牺牲与考验。

也唯有如此，照顾者才有机会化苦为甜，将照顾的付出，升华为生命意义的获得。

希望我自己以及所有的照顾者们，都能朝这样的方向努力。

※　※　※

医生的交代
思考与信仰让我们找到照顾的答案

❶　长期照顾的过程是辛苦的。照顾者很容易就不自觉地将日子过成一个人关在家中，密切地与被照顾者互动，为被照顾者的三餐和清洁盥洗等工作忙得团团转。一不小心就断了与外界的连接，进而失去自我。

所以在照顾家人时，请记得提醒自己，要为自己留点专属的空间与时间，不要断了与外界的接触。

❷　宗教信仰在某种程度上，能为我们的心灵提供支持力量。

有些宗教团体也会为教友提供到家中关怀和探视的服务，因此若长期以来都有与宗教接触的经验，就可以在长期照顾的过程中，巧妙地善用宗教力量，引导家人正面思考人生的病痛以及如何面对死亡。

另外，教友的支持与协助，也可对照顾者的心灵和日常生活有所帮助。

❸ 照顾工作难免辛苦，但只要转变想法，就能帮助我们以不同的态度来面对。例如故事中的吴奶奶说因为要照顾老伴，她的生活变得规律，也因此找到信仰，这让她感谢爷爷牺牲自己的身体，来帮助她通过规律的生活，获得健康的身体。

希望大家也能用这样的方式，思考在长期照顾过程中的各个层面，以不同的眼光来面对每一天。

❹ 生而为人就会思考，而人生大哉问之一，就是自小难免会对自己存在于世上的意义产生怀疑，于是"我是谁""我存在于世上的意义是什么"等问题很自然地会在照顾过程中，频频引发照顾者的自我思考。

当然，也有人忙于照顾都来不及，不会在这些哲学问题上纠结，但善于思考和较为敏感的人，通过这样的思考，将能引发自己对于照顾工作的许多感触，或许也能因此丰富自己的人生意义，更可能借此理解人生。

❺ 把握每一个当下，认真度过每一天。

盲点 24

我怎么可以把有癫痫的儿子送去安养中心？

身心耗损并非最好的照顾方法，
照顾者先要照顾好自己

林太太带着林先生来到我的诊间。患者是林先生，但就与大多数的家属一样，林太太比患者还急着开口："我先生记忆力减退，常常忘东忘西。虽然生活中大小事情向来都是我在处理，但我还是想要带他来看医生。只有早点确诊，才能早点医治。"

❋ 心头忍不住一紧

这样的描述，正是头一回踏入诊间的家属常说的话，我听习惯了，但林太太接下来所说的话，却从来没有一位家属说过，让我心头忍不住一紧。

"陈医师，坦白说啊，我是乳腺癌患者。前一阵子，好不容易结束乳腺癌的疗程，可是近期又被诊断出肺癌。"

林太太深深叹口气道："到最后先走的人是我，还是我先生呢？还真是不好说啊。"

我决定先尝试减少林太太的忧虑："有没有什么事情，是您希望我们做的呢？"

林太太露出茫然的表情，说："我也不知道怎么说。其实自从我先生出现记忆力退化的迹象，我就开始担心他平常宅在家里，不太和人互动的习惯。要是我离开了，他身旁没有人像我这样了解他，剩下他一个人，要怎么办呢？虽然平常他也不见得都能把我和其他人的意见听进去，可是，我还是想趁我还在的时候，尽力想办法帮帮他啊。"

听见这样的话，坐在一旁的林先生马上插嘴："我没有像你想象的那么差啦！再说，我也不觉得自己有什么记忆力退化现象啊。我就是不喜欢出门，喜欢待在家里，有时候忘记一些小事情，说起来都不严重嘛。你应该把自己照顾好，不要老是逼着我出门参加各种活动啦。"

✿　担任起夫妻间的桥梁

看着眼前这对夫妻的互动，我领悟到问题的关键和林太太比较相关。

或许林先生的确有失智症初期的征兆，但林太太这几年来深受癌症之苦，担心自己身体撑不下去，她将这种忧虑转为对先生未来是否有人照顾的担心，于是很积极地想趁自己还有体力的时候，带着先生到医院做检查，还不时帮他安排各种社区活动，目的都是希望能帮先生扩展人际互动。

林太太的安排都是基于善意，可是对林先生来说，他的感受却如"我知道你是为我好，但我也有自己的想法"那般沉重。

既然双方都是为对方着想，那么就由我来当夫妻间的桥梁吧！于是我问林太太："您目前癌症控制得还好吗？"

她点点头："虽然我身上带着两种癌症，但目前病情还算稳定，治疗过程也没太大的不舒服，算是不幸中的万幸。"她快速说完，又立刻把话题转回先生身上："我唯一担心的就是我老公啊。我看病和治疗都可以自己搞定，可是我先生真的很内向、很宅，他以后生病了，自己要怎么处理呢？你看，连今天来看病都需要我来帮他讲述症状。他完全不觉得自己有问题啊。”

林先生很努力地劝说：“我没事，你别担心。你尽力就好，其实我也在努力配合你啊。”

同样的话，说了好几回，但林太太明显没听进去。

当看诊结束时，林太太让先生先走出诊间，刻意留在后面，对我重复交代：“谁先走，谁后走，真是不好说。我知道自己身体不好，孩子们也很忙，所以我趁自己身体还可以的时候，就带他来检查，帮他建立一个更好的生活习惯，让他可以到社区与人互动，不要整天待在家中。万一哪天我先走了，至少，他还保有出门走走的习惯。”

这次看诊最后结束在长长的叹息声中：“我也不知道自己能做到什么地步，我只能求尽力、问心无愧。”

能照顾我女儿的，就剩下我一个人了

看着林太太紧锁的眉头，我想起朱伯伯。朱伯伯的女儿朱小姐现年47岁，长期受癫痫的苦。

朱小姐对自己有所期待：“我想要更有力气，想要减少癫痫的发作次数，想要药物都集中在晚上六点以前就吃完，否则安养中心的人根本不照时间发药给我，还会嫌我麻烦呢。”

即使女儿已经入住安养中心了，朱伯伯的关心程度也不减，我不时见到他陪着女儿来看诊。朱伯伯总会耐心地让女儿仔细与我讨论药物调整的问题。然后再偷偷地就他的观察，跟我报告他的心得。女儿的心情可以在诊间得到充分表达，然后身体状况能维持稳定，朱伯伯也就心满意足了。

有一回，朱伯伯的女儿没来，朱伯伯跟我报告完女儿的近况后，他犹豫了一下，再度对我说："陈医师，最近我常感觉头晕、睡不好，我也可以挂号，让你看看吗？"

我当然同意，却也忍不住问："朱伯伯啊，您自己照顾女儿好几年了。即使送她去安养中心住，还是要每隔一段时间带她来医院回诊，您会不会太累呢？"

朱伯伯说："能照顾我女儿的，就剩下我一个人了。我也没什么钱，你看，我都七十几岁了，还在继续工作，就是要赚我女儿住安养中心的费用。现在我至少还可以做到这些，等哪一天我走了以后，我女儿就只能看上天安排了。"

老人家的话让我心酸起来，倒是朱伯伯安慰我："医生，每个人都有自己的命数，不用太替我担心，我就是尽力而为。"

❋ 确诊出癌症，无法再照顾患有癫痫的儿子

另一位辛苦的照顾者是吴太太，她的儿子也是癫痫患者。吴太太自离婚后就一个人负责对儿子的照顾工作。她白天将小吴送到教养中心，自己不嫌劳苦地进入拆船业工作赚钱。

但小吴难照顾，不时会出现情绪问题或者突发性癫痫，好

几回，吴妈妈在工作中接到教养中心来电，要求她去把小吴接回家。

吴妈妈很苦恼："乃菁医师，我儿子不是有状况，他只是想要撒娇。其实他回到家后，不论是和我相处，还是自己独处，都没出现大问题。就算出现癫痫现象，也是每天发生一两次，没有到有生命危险的地步。可是，教养中心无法理解，所以每次他一出现癫痫发作或情绪波动，他们就希望我去机构接他。长期这样下来，我根本没办法好好工作赚钱。"

吴妈妈尝试换了几家教养中心，状况都没有得到改善。最终，她决定不再送儿子去教养中心，干脆让儿子待在家中，由她自己照顾。

以这样的方式持续一段时日后，我接到吴妈妈的来电。她说她无法陪同小吴定期回诊了，之后都会改由她出钱聘雇的居服员陪同就医。

当我问吴妈妈原因时，吴妈妈坦白告诉我，她被确诊出癌症，要开始进入疗程，打一场不好打的"仗"。

吴妈妈语气很沉重："照顾这孩子二十多年来，我也知道我能做的，就是尽力为他提供可以生活的地方和生活所需的费用。本来还以为自己至少可以坚持到我老去，可是生命很残酷，我还没到老年就生了重病，连我自己都需要治疗，不能再赚钱养他。说真的，我不知道自己可以活到什么时候。"

吴妈妈继续说："过去，我从来没向孩子的父亲开口要求帮助，但现在状况变成这样。我会联络他，把事情坦白跟他说。如果他可以承担，那就换他来照顾。如果没办法，也只好送安养中心或其他机构。就算他再不适应，也只好这样。"

她苦笑道："那时候就算再出状况，我儿子也已经是无父无母的孩子了，工作人员即使想打电话给家长让他们来带孩子回家，也找不到人可以打了。"

长长的对话，结束在吴妈妈的哭声中："坦白说，这几年，我好累啊。知道自己生大病时，我很错愕，很舍不得我的孩子。可是，乃菁医师啊，我突然有一种解脱的感觉。"

※　※　※

从林太太、朱伯伯和吴妈妈以及许许多多照顾者的身上，我一次又一次见到照顾者劳苦的面庞和坚毅的背影。

他们一个人扛着照顾家人的重担，独自走了好些年。长年来的孤单和疲惫，沉甸甸地压在他们心头上，但他们还是愿意一年又一年地尽力走下去，直到自己再也不能承担后，才换上听天由命的心情。

我知道照顾很难，希望我们都能尽力，多帮助劳苦的照顾者们，更希望照顾者们在承担重担之余，也能多爱自己，多寻求其他的照顾力量来一起分担。

毕竟照顾者若因此倒下，被留下来的家人，也不会过得轻松。

即便人终有别离之时，但因自我掏空般地付出，而忽略了对自己的照顾，甚至耗损到视死亡为解脱，对任何人来说，都太辛酸，也过于沉重了。

※　※　※

医生的交代
如果我们比被照顾者还老，自己该如何准备

1 不是只有爸妈与老伴是需要长期照护的，如果孩子是身心障碍者呢？

2 我们不只要为孩子做长期照护的准备，也要为自己做好长期照护的准备。因为我们老得比孩子快。

3 若我们不幸先离世，如果有存款，想留给孩子，可以使用金融机构的信托。如果还有其他兄弟姐妹，又不确定弱势孩子是否能获得好的照顾，可以由台湾相关机构负责保管，并使用这笔钱来照顾孩子。

4 如果孩子是单纯的智力发展障碍患者，有很多的启智学校，可以为18～64岁的人提供住宿。若孩子的年龄更大，在其父母过世时，台湾相关机构的社工将会提供协助。基本上，兄弟姐妹并没有抚养义务，可以向社会福利相关单位，询问当年相关的政策、法规。

5 如果孩子患有精神相关的严重疾病，无法适应社会，处于无法自我照顾的状态，那么，可能要去精神科的日间病房、社区进行复健等，而当身体最终老化时，还是需要经由社会福利机构，入住公费的安置机构。

6 对孩子的未来最好的方式，是要训练好孩子。基本要求是生活自理能力，其次是不能太宠溺孩子，毕竟任性、爱生气的孩子到了机构，可能会使大家在照顾上很辛苦。

假如还能更进一步训练，希望孩子也能从事简单的工作，例如洗碗、送餐、烘焙、整理家务等。

25 盲点

"我罹患癌症，但直到离世，都没让妈妈知道。"

▲

遗憾的道别方式，
让妈妈心底有一道最沉重的伤痕

面对死亡是每个人的难关，但最近，我身旁有一个白发人送黑发人的例子，更是让人心酸。

患者是44岁的女儿，她的主治医师很遗憾地宣布，癌症进展到医疗也无能为力的阶段，因此建议是不是可以开始考虑采取安宁疗护。

但长年来照顾患者的是她74岁的母亲。母女两人都不想放弃，更舍不得对方，于是想方设法，要找找是不是还有再拼拼看的办法。

 ## "我女儿死了，我女儿就这样死了！"

这让我想起84岁的沈阿姨。沈阿姨有轻微的失智症症状，特别是在生病、失眠或住院的时候，就很容易发生谵妄和产生幻觉。

回想起沈阿姨74岁那年，当她头一次来看我的门诊时，这样说："我睡不着，需要安眠药。"语气就像在说"我口渴了，想喝水"那样自然。

倒是我怀疑事出有因，于是问："最近发生什么事了吗？"

原本平静的沈阿姨突然泪流满面："我女儿死了，我女儿就这样死了！"

在沈阿姨边哭边讲的过程中，我慢慢了解，原来沈阿姨和女儿两人向来亲密。女儿结婚成家后，每月还会定期找一天回老家，陪妈妈坐坐、聊聊天。

沈阿姨从没觉得女儿有什么改变，但到最后两个月的时候，女儿推托说家里忙、走不开，人不来了，改用电话和妈妈讲讲话。

女儿过世之后，沈阿姨才知道女儿罹患癌症。女儿没出现，是因为治疗效果不好，到最后，还是被癌症击倒，离开了人世。

沈阿姨的女儿想必是不希望深爱她的母亲为自己担心，可是，她这样的离开方式对被蒙在鼓里的沈阿姨来说，也是一大打击。

✿ 连跟女儿告别的机会都没有

沈阿姨哭着说："我好爱她，可是她好残忍啊！她用她自己的方式来处理。自己做了决定，不让我知道，从头到尾都把我排除在外，就自顾自地走了。我根本不知道她生病了，连跟生病的她告别的机会都没有。"

沈阿姨接过我们递给她的面纸，但眼泪愈擦愈多。

她说："我女儿走了，每天我只要看到我女儿每次回家习惯坐的位置或者她带回来给我吃的零食，我就会一直哭。"

"医师啊，我好想她。我们家里最能和我聊的人就是她了！几年前，我先生过世后，我就开始自己一个人住，所以她定期回家陪我的那天，就是我每周最期待的时间了。可是她好残忍啊，一个人承受治疗的痛苦，一点都不让我知道。打电话给我，故意让我以为她只是忙，才没有回家。然后，她就这样消失了，我连抱抱她，跟她说声再见，都没机会啊。"

沈阿姨持续来看门诊，虽然吃药对她有帮助，但其实她每次来，每次哭泣，对她也有帮助。

我们一次次听她讲心中的痛，直到她的忧伤渐渐减少。

❋ 让她知道，总有人愿意听她说说话

不过，沈阿姨的身体也很快崩颓下去，特别是脊椎出现了问题。常因背痛苦恼的她，在神经外科医生的协助下，3年里开了3次刀。

每回刚做完手术都有明显的改善，但不知道为什么，过了没多久，疼痛的老问题又复发了。

我很困惑，在沈阿姨自己一个人住的日常生活中，怎么会遭遇导致她背部受伤的事情呢？

听我这样问，沈阿姨幽幽地说："和我那死掉的女儿有关啊。这几年，她先生失业了，他带着孩子们一起搬到我家。我要准备大家的三餐。我这个女婿不认真找工作，每天就是吃饭跟睡觉，也不管孩子们不爱读书的问题。我忍不住管一下，但每次我叫孩子们去读书，他们就一脸不高兴。老实说，我提供免费吃住，有时候还要借点钱给他们。这样的生活，我觉得好累啊。"

叹了长长一口气后，她继续说："回想起来，我这个女儿

啊，个性和脾气都太好，导致她先生和孩子们把很多事情看成理所当然。你看，现在我当'老妈子'照顾他们的起居，都被嫌弃了。可是到了这个年纪，还有人像我一样做这么多吗？照顾外孙们还勉强说有道理，毕竟有血缘关系，可是，她先生呢？"

说到后来，沈阿姨对我坦白："医生啊，我想把他们赶出去。让他们为自己的生活努力，不能就想着靠我这个老婆子来过日子。"

在接下来几次门诊中，我们就是耐心听她描述和女婿与外孙们之间的冲突。我们提供支持，让她知道总有人愿意听她说说话。

※ **"我觉得很疲惫，大家也觉得我很难搞。"**

幸好沈阿姨也是有智慧的人，最终还是把问题解决了。后来，我也因为职务调动而离开这个门诊，本想再没有机会遇见沈阿姨。没想到，两年后，又意外地在医院相见。这回沈阿姨是因为晕眩、全身无力而来住院。

住院后做了全身检查，我确定沈阿姨没有中风等重大异常现象，推测她的晕眩问题或许和失眠有关。

原来这几年，沈阿姨持续到家附近的诊所拿药。只要一不舒服，就拿药。一觉得这家诊所的药没效，沈阿姨就换一家诊所。累积下来，药物的分量太大，她搞不懂应该怎么办，就随便乱吃，到最后，因为身体太不舒服而来住院。

住院期间，我们帮沈阿姨调整了用药。她觉得身体舒服多了，于是顺利地出院回家，改为定期门诊做后续追踪。我们也就在门诊中，续起了过往的缘分。

可惜，这时的沈阿姨患有严重重听。好几回，我都要靠近她的肩膀，对着她的耳朵讲，她才能听得清一两句。

这样的对话方式很辛苦，需要双方都拿出耐性和时间。

沈阿姨感叹："当我愈来愈听不清楚的时候，我只能看着大家滔滔不绝地说话，可是我一个字都听不清楚。我都还没有时间搞懂到底在说什么，大家就已经说完走了。我觉得很疲惫，大家也觉得我很难搞。但是，我年纪大了啊，就算听得清，反应也很慢，更何况我从一开始就听不清楚。我很庆幸在住院时，能和你这样好好说话。因为即使在门诊，你病人一多，就忙得像是在打仗，要慢慢谈，可不容易呢。"

我只能尴尬地一笑，心里想着，阿姨的另一个女儿，还担心她失智呢。听她讲话这么有条理，我看阿姨心如明镜。很多的误会，应该都是因为大家一开始就没办法好好沟通，导致双方没能确认对方听到的意思和自己表达的意思是不是有差异。

❊ 如果她听不清楚，我们就靠在她耳边，慢慢说话

接下来的几年，我们持续在门诊中见面。

有时候沈阿姨住在台北的女儿会特地南下陪同看诊，但大部分时候，是住在阿姨家附近的一位74岁的司机陪同。

这位司机长期搭载沈阿姨居住的乡镇中的年长者们来医院。有时，也陪着看诊和拿药，之后再把长辈们原路送回家，赚点小钱，也帮长辈们在外打拼的儿女们分担一些照顾工作。

司机阿伯的出现，让沈阿姨多了一位聆听的对象，稍微纾解了她心中的忧愁。

只是，人的身体总会随着年纪增长而走下坡路，后来沈阿姨因为胃出血加上泌尿道感染而住院。因为身体不舒服，她出现日夜颠倒、意识混乱的情况，总是板着脸，不理人。医师判断是记忆力退化，以及急性意识障碍。

沈阿姨在台北的女儿南下照顾她，也请我去看一下。

我一踏入病房，一句话都还没说，沈阿姨就先开口了："陈医师，你来啦！我这次来是因为胃很不舒服，泌尿道又感染，我心情很差。可是看到你，我心情好些了。"

见到妈妈心情变好，而且讲话内容正确，沈阿姨的女儿明显松了一口气："之前我妈或许是生气了。"

沈阿姨点点头："我是真的很生气！因为你们都自己讲自己的。说完话就走，没人想听我说话。我就看见你们嘴巴一直动，但到底要说什么，我都搞不清楚。"

于是，我劝沈阿姨的女儿："我没有特别厉害。我只是知道要顺着阿姨的个性与状态来相处。当她反应比较慢时，我们讲话就慢一点。如果她听不清楚，我们就靠在她耳边，慢慢说话。"

几天后，阿姨结束疗程，出院回家。离开前，她对我说："我女儿走后这几年来，我不好过啊，我很忧郁，但也渐渐理解人生就是有很多无奈。除了家人分别，我也渐渐老了，身体愈来愈不好。我知道，我身旁的人很努力地要陪我，只是，大家真的都好忙。"

✳ 她心底最沉重的伤痕与缺憾

我看着沈阿姨的神情，回想起这些年来她点点滴滴的变化，最忘不了的必然是在一开始时，她提到的女儿因病去世，她却事前一点消息都不知道这件事。

我了解这一直是她心底最沉重的伤痕，后续几年的诸多变化都和这个遗憾脱不了关系。

※　※　※

我理解面对难关时，每个家庭都有各自的想法。有时候独自面对是一种体贴，但留下来的人可能会因为缺少共同承担的过程，而留下难以抚平的伤口。

这其中的分寸拿捏，需要家人们以更大的智慧和勇气来面对，但我相信，**无论如何，开诚布公地沟通是不可或缺的要素。**

沟通也是照顾年长者过程中最关键的一环。

希望当我们面对长辈时，都能体谅他们走过那么多年的生命历程，身体与心理上已承受了大大小小的耗损。

那么，就让我们慢一点、耐心一点，成为他们寂寞晚年中一丝温暖的光亮。

※　※　※

医生的交代
如何减少儿女（伴侣）离世的伤痛

❶ 有些人很内敛，他感到伤痛却不会哭，也不会说。我记得有一位深爱太太的林伯伯，太太死后半年，没有慢性病也没有癌症的他，却因为贫血而离世了。他过世后，家人在他的抽屉里找到好多太太生前的照片与手帕。

❷ 当知道互相扶持的两个人，其中有一个人可能会先离开时，那么，就需要提前开始和另一个家人（儿子、女儿、孙子、孙女都可以）互动，以免突然间要找人说话，但因为陌生，有很多心里话，却不知道从何说起。

❸ 伴侣（家人）离世的疗伤准备，应该从生病时就要开始。可以增加和他人的对话与相处，甚至也可以转移注意力，寻找新的生活重心（去上课、照顾孙子），只有这样，才能在伴侣（家人）离开后，不至于陷入严重的忧郁，再也无法恢复。

❹ 身为子女，千万不要觉得让爸妈知道自己生病是一种不孝。如果我们突然间过世，让爸妈无法好好地道别，这才是一种不孝。